LEÇONS

DE

PATHOLOGIE GÉNÉRALE,

PROFESSÉES

A L'ÉCOLE AUXILIAIRE ET PROGRESSIVE DE MÉDECINE,

PAR

M. Fr. DUBOIS (d'Amiens),

PROFESSEUR AGRÉGÉ DE LA FACULTÉ DE MÉDECINE DE PARIS,
MEMBRE DE L'ACADÉMIE DE MÉDECINE, ETC., ETC.;

RECUEILLIES ET PUBLIÉES

PAR Aug. BÉLIN,

Élève des hôpitaux.

———

ANNÉE SCHOLAIRE,
1838—1839.

———

1re et 2e LIVRAISON.

(Prix de la Livraison de 2 à 3 feuilles : 60 c.)

———

PARIS,

AU BUREAU DU DICTIONNAIRE DES ÉTUDES MÉDICALES PRATIQUES,
12, RUE PAVÉE-SAINT-ANDRÉ-DES-ARTS.

———

1839

LEÇONS

DE

PATHOLOGIE GÉNÉRALE.

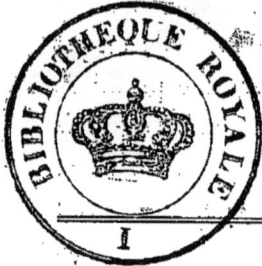

ANNÉE SCHOLAIRE,
1838 — 1839.

PREMIÈRE LEÇON.

MESSIEURS,

On peut user de deux méthodes dans l'exposition des faits qui servent de fondement à la Pathologie générale. L'une, élevée, abstraite, transcendante, procède bien par principes, mais sans leur donner une forme aussi saisissable pour des esprits encore peu habitués peut-être à des considérations de cette nature; l'autre, plus simple, plus élémentaire, formule les principes, les rend propres à fixer l'attention; aussi conforme à la marche de l'esprit humain, mais ayant l'avantage d'aider le jugement, elle mérite à juste titre le nom de didactique.

C'est cette dernière voie que nous suivrons comme étant plus méthodique et tout-à-fait préparatoire aux études spéciales, soit médicales, soit chirurgicales. Nous procéderons presque toujours de définitions en définitions, de propositions en propositions. Nous

exposerons d'abord la définition admise dans la science
ou les définitions successivement proposées par les
auteurs qui font époque, puis nous les commente-
rons : de même pour les propositions.

Entrons en matière, sans autre préambule ; on est
conduit tout naturellement à se faire une première
question : Qu'est-ce que la pathologie générale? mais
il en est une autre préjudicielle en quelque sorte, et
que nous nous occuperons d'abord de résoudre :
Qu'est-ce que la Pathologie ?

Les définitions de la Pathologie, comme beaucoup
d'autres, ont varié aux différentes époques de la Médecine ; mais il est une chose à observer ici, c'est que
ces variations ont suivi une marche en rapport direct
avec le progrès des méthodes d'enseignement. Nous
allons, dans un court historique, suivre ce progrès ;
et, pour faciliter nos recherches, nous diviserons
l'histoire de la Médecine en plusieurs grandes époques représentées par les hommes les plus éminens
qui les ont illustrées, et dont les écrits faisaient loi.

Au temps d'Hippocrate, personne n'avait encore
songé à définir rigoureusement la Pathologie. La collection hippocratique, qui résume tout ce qui avait été
fait, dit et pensé en Médecine, n'en contient aucune,
on n'y définit guère que l'art médical, *quid sit me-*
dicina.

Toutefois, les maladies s'y trouvent décrites, leur
histoire y est exposée; on pourrait tout au plus découvrir un commencement de définition dans le chapitre intitulé : *De causis ex quibus morbi oriuntur.*
Ceci s'explique du reste lorsque l'on considère qu'il

n'y avait point d'enseignement régulier ; que dans
ces temps reculés, la Médecine, à son enfance, était
considérée seulement comme une branche de la philosophie, qu'on l'apprenait en servant de cortége à
quelques praticiens, et qu'on confondait toutes les
études qui avaient pour but la guérison des maladies
sous cette fallacieuse dénomination : *ars medendi.*

Les œuvres d'Hippocrate n'ont point une forme didactique ; ils contiennent les élémens qui ont servi
plus tard à diviser les branches de la Médecine ; mais
ces élémens sont épars, et on tenterait peut-être en
vain d'en former un corps de science régulier.

Cinq ou six siècles après Hippocrate, en 210,
Galien définit la Pathologie : cette partie de la science
*in qua ea quæ præter naturam sunt inquirimus,
morborum causas, accidentium concursus, affectuum
status diligenter indagamus.* Doué d'un esprit éminemment dogmatique, il reprend les travaux d'Hippocrate, après lui avoir adressé toutefois le reproche
de manquer d'ordre dans ses écrits. Du reste, il
s'enquiert des causes des maladies, il approfondit la
coïncidence, la succession des phénomènes, l'état des
fonctions. On voit qu'il cherche à édifier un corps de
science, qu'il ne se contente plus de tirer des conséquences uniquement empiriques, de faits et de symptômes isolés ; il veut être didactique, il veut enseigner.
Ses traités, dont quelques-uns sont très remarquables,
même dans l'état actuel des connaissances, viennent
à l'appui de cette assertion. Cependant Galien, tout
en voulant définir, tombe le plus souvent dans des
explications hypothétiques.

Jusqu'à Fernel, chez les Arabes, et dans la faculté de Montpellier, on ne jurait que par Hippocrate et Galien. Ce grand réformateur, tout imbu qu'il était de l'Antiquité, apprécia l'importance de l'étude des maladies sous un point de vue didactique, et pensa qu'il fallait établir des principes à l'aide desquels on pût faire faire des progrès à la science; c'est-à-dire que Fernel a voulu, après avoir fait l'inventaire des richesses amassées jusque-là en Médecine, qu'on ne marchât pas toujours dans le même chemin; que l'on reconnût les voies qui auraient déjà été frayées de celles qui restaient à l'être. En effet, dans son traité *De adversâ corporum valetudine*, ce grand médecin résume toutes les idées du temps en Pathologie, et y ajoute les siennes; mais, tout en employant plus de méthode que Galien, il s'est presque toujours contenté de commenter, de donner plus de développement aux principes déjà posés par lui. Toutefois, ses efforts ne tardèrent pas à porter des fruits, car ses ouvrages, lus dans les écoles, contribuèrent beaucoup à faciliter les études en les rendant plus claires.

Dans le siècle dernier, Gaubius a dit : *Pathologia hominis ægri cognitionem exponit ea finé ut viam sternat ad medendi methodum.* C'est absolument la définition de Galien en raccourci; mais la Pathologie y est considérée sous un nouveau point de vue; c'est par la fin qu'il veut la définir : savoir, celle d'arriver au meilleur traitement des maladies.

De nos jours, on a défini la Pathologie, cette branche de la médecine qui a pour objet la connaissance des maladies qui en indique le siége, les phénomènes ou symptômes et leur marche, les lésions anatomiques, le traitement préservatif et curatif. Cette définition est trop longue, et en même temps trop vague dans ses principes ; elle ressemble à une classification mal coordonnée ; puis elle tend à faire confondre deux choses bien distinctes, la Thérapeutique et la Pathologie ; elle n'est point, en un mot, scientifique. Nous proposerons de substituer celle-ci :

« La Pathologie est cette branche des sciences médicales qui fait connaître l'histoire des maladies, qui en expose méthodiquement les caractères communs et les caractères particuliers. »

Prouvons en peu de mots que notre définition est bonne :

1° Nous voyons tout d'abord que la Pathologie n'est elle-même qu'une division de la Médecine, et qu'à la rigueur elle est distincte de la Thérapeutique.

2° Elle embrasse tout ce qui est relatif à l'histoire des maladies comme l'Anatomie décrit la structure des organes, comme la Physiologie étudie les fonctions de ces mêmes organes.

En troisième lieu, les maladies se décèlent par certains caractères. La Pathologie étudie ces caractères, les compare, les classe régulièrement, les expose dans un ordre méthodique. C'est donc une science, puisque les notions sont systématisées.

Maintenant que nous connaissons ce que c'est que la Pathologie, nous allons indiquer les principales divisions que l'on a successivement établies dans cette science.

A la première époque, il n'est point fait mention de divisions régulières; la collection hippocratique renferme seulement, comme nous l'avons déjà dit, les élémens des divisions établies dans la suite. Ainsi, les différens traités : *De internis affectionibus*, *De morbis*, *De ulceribus*, *De fracturis*, *De fistulis*, etc., représentent imparfaitement les divisions qui ont été faites de nos jours en Pathologie interne et externe.

Du temps d'Hippocrate, le défaut de méthode et de connaissances avait amené des divisions prématurées, et dont nous démontrerons tout-à-l'heure le peu de fondement; mais de nos jours, il faut leur chercher un autre motif. On prétendait, et beaucoup de gens prétendent encore, en divisant la science des maladies à l'infini, pouvoir abréger le temps des études, parce qu'ainsi, disent-ils, on peut étudier, approfondir à part un sujet isolé sans s'occuper des autres.

Galien avait séparé d'une manière précise les branches de la Médecine; il en avait fait trois séries d'étude :

1° *Naturæ contemplatio*, l'étude des faits naturels ; *causarum notitia*, connaissance des causes.

2° *Affectuum status, sanitatis tuendæ ratio*, étude des affections, moyens de conserver la santé.

3° *Signorum observatio et medendi modus*, observation des signes, moyens de rétablir la santé.

Ne voit-on pas dans sa première série d'études qu'il cherche à connaître l'influence des agens sur l'économie, afin d'arriver à la connaissance des causes ?

Dans ses commentaires, il donne de nouveau à ses divisions les dénominations employées par les médecins grecs : c'est ainsi qu'il appelle en un seul mot l'étude des causes *Étiologie*, celle des signes *Séméiologie*, etc.

On retrouve dans Fernel presque les mêmes divisions que dans Galien : ainsi, il résume l'étude des causes (Étiologie); des signes (Séméiologie). Mais quand il arrive aux moyens de guérir, il les comprend dans une division à part qu'il ne faut pas confondre, dit-il, avec la Pathologie; et qu'il appelle la Thérapeutique. L'étude des caractères des maladies conduit bien, il est vrai, à la connaissance de ce qu'il faudra faire pour remettre l'organisme dans les conditions normales; mais la recherche de ces moyens est une opération complexe qui mérite bien de former une branche à part dans le corps des sciences médicales.

Il divise ensuite la Thérapeutique en :

Diététique, ou moyens tirés de l'hygiène;

Pharmacie, ou remèdes empruntés aux trois règnes de la nature;

Chirurgie, ou moyens mécaniques.

Toutes ces divisions sont très rationnelles, et sont conservées dans nos ouvrages didactiques.

A différentes époques, depuis Fernel, on a cru perfectionner l'art de guérir en introduisant dans la Pathologie des divisions sans fin, mais on n'a guères fait qu'ajouter à la confusion, en établissant des spécialités sur l'arbitraire et non sur des principes scientifiques. De nos jours, on est tellement tombé dans l'exagération, qu'il serait plus fa-

cile de compter, d'énumérer ces subdivisions, que de
les coordonner. La critique la plus indulgente n'y pourrait trouver les élémens d'une division méthodique.

Pendant longtemps on a divisé la science des maladies en médicale ou interne , et en chirurgicale ou
externe. Il est facile de prouver que cette division
est mauvaise. D'abord, il n'y a point, à proprement
parler, de maladies chirurgicales ; le mot chirurgie
n'exprime que la connaissance et l'application de
certaines opérations nécessaires à la guérison de
maladies tantôt internes, tantôt externes. En effet,
le chirurgien qni broie un calcul vésical n'a-t-il pas
affaire à une maladie interne? Un malade attaqué
d'un herpès s'adresse-t-il à un chirurgien, celui-ci
le renverra au médecin ; et cependant est-ce là une
maladie interne?

La chirurgie n'est donc point une science ni une
branche des sciences médicales ; il n'y a donc en
chirurgie que des applications, que des procédés.
Galien lui-même et Fernel l'avaient bien senti quand
ils la rangeaient dans la thérapeutique. Au surplus,
si on se transporte aux premiers temps de la médecine, on verra que cette distinction n'existait pas
entre les praticiens. Chacun d'eux, lorsqu'il avait
une tumeur à extirper, un ulcère à cautériser, pra-
tiquait lui-même ces opérations ; il n'y avait point
d'hommes chargés spécialement de cet ordre de
fonctions. C'est au moyen-âge que l'on trouve pour
la première fois cette distinction formellement établie.

Dans ces temps d'ignorance, les prêtres étaient
dépositaires à-la-fois des dogmes religieux et des doc-

trines médicales; c'était eux qui soignaient les malades, mais les réglémens canoniques leur défendaient de pratiquer les opérations sanglantes ; ils confièrent donc cette tâche à une classe d'hommes, les barbiers, qu'ils supposaient les plus aptes à manier les instrumens, et leur donnèrent exclusivement le nom de chirurgien, χειρουργος, ouvrier, voulant exprimer par là que c'était par la main seule que ces gens étaient habiles, tandis qu'eux-mêmes conservaient la science et l'autorité médicales. Quoi qu'il en soit, cette division ne peut subsister dans la pathologie ; nous venons de le prouver. Nous ne dispensons pas un chirurgien d'acquérir des connaissances en médecine, comme on le faisait au moyen-âge ; nous n'admettons la distinction que dans la pratique, et nous appellerons chirurgien un praticien qui, se sentant doué d'une certaine force d'ame, et ayant acquis par l'habitude une grande dextérité manuelle, se voue exclusivement à la pratique des opérations dans le but de guérir les maladies.

On a voulu faire une Pathologie civile, une Pathologie militaire. Un peu de réflexion suffit pour faire sentir qu'une condition sociale ne peut servir de base à une division scientifique ; elle modifie les maladies, fait prédominer telles ou telles affections ; là se borne son influence.

La division en Pathologie des vieillards et Pathologie des femmes ou des enfans n'est pas plus admissible, et cela pour les mêmes raisons que précédemment ; tout au plus est-il permis de former un appendice, une subdivision à part pour les affections

des organes génitaux ; car, du reste, la différence des
sexes n'amène pas toujours des modifications dans
les maladies, et si elle en amène, c'est moins peut-
être dans la nature de ces maladies, que dans la
fréquence ou l'intensité de certains symptômes.

Les Pathologies des affections mentales, vénérien-
nes, scrophuleuses, ne peuvent constituer des divisions
en Pathologie, parce quelles ne sont pas des divisions
dichotomiques, parce qu'elles ne permettent pas de
subdivisions, et cela faute d'une base méthodique.

On a été plus loin : on a voulu faire une Pathologie
des yeux, des oreilles, des dents, de la peau, une
Pathologie des voies urinaires. Ici s'applique avec
bien plus de raison notre observation précédente,
puisque ces divisions reposent sur des individualités
organiques. Il faut ajouter que ces subdivisions n'ont
pas seulement l'inconvénient de jeter du trouble dans
les méthodes d'enseignement, mais qu'elles font
croire à beaucoup de gens que pour achever plus
vite leurs études, il suffit de s'adonner à une spé-
cialité. Ces gens sont dans l'erreur s'ils croient
atteindre ce but; loin de là, en étudiant exclusivement
une ou quelques maladies, ils se condamnent non-
seulement à ignorer toutes les autres, mais encore à
ne point connaître à fond celles dont ils s'occupent.
Erreur fatale, car une foule de spéculateurs, s'en
sont servi comme d'un puissant moyen de charlatanisme; et qui sait combien de malades ont été victi-
mes de ces spéculations industrielles!

Oui, Messieurs, les études générales en Pathologie
sont d'une absolue nécessité ; sans elles on ne peut

avoir aucune idée juste sur la nature des maladies ;
que si on s'avisait de les négliger, chaque pas que l'on
ferait ramènerait aux temps d'ignorance ; car sous ce
rapport l'enfance de l'art et sa décadence se res-
semblent ; la seule différence est que, dans le premier
cas, c'était ignorance ; dans le second, ce serait du
charlatanisme.

Ces prétendues divisions théoriques et pratiques
une fois réduites à leur valeur réelle, il s'agit d'exposer les principes à l'aide desquels on peut diviser ce
sujet d'études, et surtout d'une manière didactique :
quiconque a un peu cultivé les sciences physiques,
connaît toute l'importance de la méthode de générali-
sation, et sait combien de progrès la découverte de
cette grande loi, la gravitation, a fait faire à cette
partie des sciences. Eh bien ! en Pathologie, on n'a
pas la prétention d'arriver à des résultats aussi pré-
cis, à des déductions aussi positives, mais au moins
peut-on aspirer dès-à-présent à des faits généraux assez nombreux. Lorsqu'on considère d'abord les caractères communs qui existent entre les maladies, et
que l'on passe ensuite successivement à l'étude de
leurs rapports, de leurs analogies de moins en moins
générales, on arrive par une route sûre et facile, peu-
à-peu, à la connaissance la plus avancée des individualités morbides.

La Pathologie est d'abord une, en ce sens qu'elle
s'occupe de tout ce qui constitue, de ce qui caracté-
rise les maladies ; mais, suivant que l'on considère
celles-ci sous tel ou tel point de vue, on fait de la
Pathologie générale ou de la Pathologie spéciale.

Ainsi, prendre une maladie en particulier, en indiquer les causes, en exposer les symptômes, la marche, c'est faire de la *Pathologie spéciale;* prendre *toutes* les maladies ou certains *groupes* de maladies, et en exposer les caractères (causes, symptômes, etc.) communs, c'est faire de la Pathologie générale.

Cette division diffère donc des autres en ce qu'elle appartient au mode suivant lequel il faut étudier les maladies.

On a dit que les autres divisions abrégent le temps des études, et nous revenons sur ce sujet, parce qu'il est très important de prouver que cette marche est essentiellement vicieuse; on a dit qu'elles diminuent le nombre des choses à apprendre. Mais nous avons déjà prouvé que procéder ainsi exclusivement, c'est tronquer, mutiler la Pathologie; que celui qui ne voudrait apprendre que la Pathologie de l'oreille, par exemple, devrait renoncer à connaître non-senlement la Pathologie, mais encore cette même fraction de la Pathologie, celle de l'oreille.

Ainsi, il demeure prouvé que c'est bien plutôt la division en Pathologie générale et en Pathologie spéciale qui *abrège* les études sans *abréger* les sujets d'étude; que c'est elle qui fait passer par la voie la plus courte, de manière à ne rien perdre de vue.

Ainsi, Messieurs, nous nous trouvons déjà avoir fixé quelques principes généraux, nous avons indiqué quel rang la Pathologie occupe parmi les sciences médicales, nous avons donné une définition de cette science; procédant par la méthode vraiment rationnelle, nous avons divisé la Pathologie en *générale* et

en *spéciale*. Après avoir parcouru ensemble les quatre
grandes époques de la Médecine, pour savoir quelles
ont été les phases de la Pathologie, nous avons trouvé
que les spécialités établies de nos jours, par cela
qu'elles reposent sur des faits isolés ou des groupes
de faits toujours incomplets, étaient inadmissibles, et
nuisaient à l'exposition claire, didactique du sujet.
Vous avez tous compris que notre division était satisfaisante, et que celui qui étudie, de même que celui qui enseigne ne peuvent reprendre l'examen de
tous les faits individuels pour en déduire des généralités comme il le faudrait, s'il s'agissait de reconsti-
tuer une science, mais au contraire qu'il fallait procéder *à generalibus ad singularia quæque*, énoncer
d'abord les lois admises, se servir de ces lois pour
exposer méthodiquement les faits secondaires, laissant à ceux qui veulent perfectionner la science le
soin d'approfondir et de réformer les lois établies et
d'en découvrir de nouvelles. Vous avez reconnu aussi
que cette manière possédait le double avantage d'a-
bréger le temps des études et de ne rien perdre de
vue. Nous allons passer actuellement à l'étude de la
Pathologie ainsi comprise.

La Pathologie générale, avons-nous dit, se borne
à étudier ce que les maladies ont d'analogue à trai-
ter de leurs caractères communs. Nous ne sommes pas les seuls à le dire, car tous les auteurs ont
énoncé plus ou moins explicitement la même chose,
ils ne diffèrent avec nous que sur les limites dans lesquelles il faut généraliser les maladies, sur le nombre
des divisions qu'il faut établir dans la Pathologie gé-

nérale. Ils diffèrent aussi entre eux sous plusieurs
rapports, mais ils s'accordent à penser qu'on doit se
borner à étudier ce que *toutes* les maladies, sans ex-
ception, ont de commun, à les considérer toujours
d'une manière *abstraite*. C'était jusqu'ici fort bien
procéder, mais s'arrêter là dans la recherche des analogies, comprendre *toutes* les maladies dans une seule
classe, les réunir dans un même cadre, en faire enfin un seul bloc, ce n'était pas user de la méthode
didactique. On se tenait trop en dehors du sujet, et
on s'exposait par-là même à admettre un trop grand
nombre d'exceptions.

En effet, Messieurs, vous l'apprendrez dans la
suite, il n'y a point de causes, point de symptômes
rigoureusement communs à *toutes* les maladies, et Galien lui-même avait entrevu les groupes qu'on devrait un jour établir sans sortir des généralités.

Un coup-d'œil historique nous apprendra si jusqu'à
nos jours on a fait des tentatives sous ce rapport.

Dans la collection hippocratique il n'y a pas de
Pathologie générale distincte; mais il y a de nombreuses notions de pathologie générale, il n'y a rien de
systématisé. De même qu'on ne rencontre pas de définitions, et cependant elles s'y trouvent implicitement
admises; il ne reste plus pour ainsi dire qu'à les for-
muler. A ces époques reculées, on ignorait cette distinction dans la science, et cependant on en usait: cela
se conçoit; car dès qu'on avait observé, on était porté
naturellement à *généraliser*. Aussi trouve-t-on dans
Hippocrate une foule de généralités pathologiques;
ses *aphorismes* et ses *prénotions* sont autant de pro-

positions de diagnostic et de pronostic; souvent il indique dans ses aphorismes des signes particuliers ou des
séries de symptômes, et il fait suivre ces descriptions
d'un jugement plus ou moins formel : *bonum*, *ma-*
lum, *lethale*, etc.... Ne sont-ce point là réellement
des propositions de Pathologie générale? il n'y manque
véritablement que des développemens et de la méthode.

Un médecin très versé dans les études historiques,
M. Dezeimeris a publié récemment une édition très
remarquable des aphorismes d'Hippocrate. Par un
classement méthodique, il y a trouvé de quoi faire,
de quoi constituer en quelque sorte une Pathologie
générale.

Dans Galien, il n'y a pas seulement de simples notions, de simples propositions de Pathologie générale; s'il n'y a pas encore de doctrine régulièrement
exposée, du moins on y trouve des traités entièrement consacrés à des questions de Pathologie générale : ses livres *de Pulsu*, *de Febribus*, *de Diffe-*
rentiis symptomatum, *de Causis morborum*, com-
prennent des sections de la Pathologie générale. Dans
son immortel traité *de Locis affectis*, il pose les
premiers fondemens de l'Anatomie pathologique. Cette
science fait encore partie aujourd'hui de la Pathologie générale, en tant qu'on y considère les caractères
communs aux lésions anatomiques, tandis qu'en anatomie pathologique spéciale, on considère les caractères particuliers. On voit que déjà les faits tendent
à se grouper, et les éditeurs de Galien n'ont plus été
forcés d'extraire çà-et-là des notions détachées; il
leur a suffi de classer ses livres.

Fernel a suivi à-peu-près les mêmes erremens que
Galien, quant aux doctrines. Sa Pathologie générale
n'est encore qu'une suite de traités sur les causes,
les symptômes, les signes, etc., notions qui s'appli-
quent à *toutes* les maladies. Cependant on y remar-
que des distinctions importantes, préludes qui devaient plus tard porter des fruits précieux.

Sa distinction en maladies des parties similaires,
morbi partium similarium, et en maladies des parties instrumentales *partium instrumentalium* vient
de Galien; comme elle repose sur des faits anatomiques, elle a été conservée dans la science sous
d'autres noms, il est vrai, mais le principe fondamental n'a pas changé, nous reviendrons sur ces divisions un peu plus tard. Ce grand médecin a prouvé
qu'il avait approfondi le sujet, puisqu'il séparait l'é-
tude des faits généraux de celle des faits individuels,
il a prouvé encore, qu'il comprenait toute l'importance de la première étude et la place qu'elle devait
occuper dans l'enseignement lorsqu'il a rangé dans
ses ouvrages, la Pathologie générale après la Physiologie, et avant la Pathologie spéciale. Nous voyons
qu'à cette époque comme à celle de Galien, on
cherche à constater les caractères communs aux maladies, nous voyons en outre, qu'on reconnaît la
nécessité d'étudier ces caractères généraux pour arriver à mieux connaître les faits particuliers. Nous
voyons enfin, qu'on range encore toutes les maladies
dans un seul cadre, mais que déjà on essaie d'établir
des subdivisions, des groupes sur des fondemens
réels.

Il résulte de tout ce qui précède, que l'on doit diviser la Pathologie en deux grandes sections; dans la première, on considérera les caractères généraux, communs aux maladies, ceux qui les groupent en divers ordres, ou bien qu'allant au-delà, on décrira les caractères particuliers qui les individualisent.

Cette double définition ne préjuge rien sur les limites de la Pathologie générale, elle dit simplement qu'on ne se borne plus à considérer la maladie d'une manière *abstraite*, qu'on ne les confondra plus *toutes* dans un seul cadre nosologique, mais qu'on saisira les rapports, les analogies scientifiques pour former des groupes naturels. Sans doute il ne faut point se noyer dans des détails, mais la science vit de distinctions, à la condition toutefois que ces distinctions sont régulièrement ou systématiquement établies.

Maintenant, puisque la Pathologie générale expose d'abord les caractères communs à *toutes* les maladies, puis les caractères communs qui *groupent* ces maladies, en divers ordres, comment trouver ces caractères communs secondaires?

Cette question doit être posée, car s'il paraît naturel d'émettre d'abord des généralités sur *toutes* les maladies sans y faire de distinctions, puisque toutes ont des *causes* plus ou moins évidentes, une *marche* plus ou moins régulière, des *symptômes*, des *signes* plus ou moins appréciables, on ne saurait en rester là, il faut ensuite arriver à former des groupes *non arbiraires*, des groupes *naturels*, la tâche devient alors plus ..icile. Toutefois il existe des analogies, des

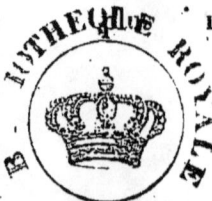

2

rapports qui groupent évidemment les faits, ce sont
des rapports de ressemblance, et d'autres qui les éloi-
gnent, ce sont des rapports de dissemblance. Quels
sont ces rapports, ces analogies qui, une fois saisis,
nous permettent non-seulement d'étendre les limites
de la Pathologie générale, bien au-delà de ce qu'on
avait fait jusqu'à présent; mais encore de lui donner
un caractère de rigueur, des développemens bien
autrement positifs que dans certains traités prétendus
classiques?

Ici, Messieurs, nous ne pouvons nous empêcher
de nous demander comment il se fait qu'arrivés au
point où nous en sommes en méthodologie médicale,
on veuille encore limiter la Pathologie générale dans
des questions de mots, dans des distinctions, dans
des généralités ou grammaticales, ou scholastiques?
et cependant nous voyons de graves auteurs s'obsti-
ner à ne pas sortir de ces banalités, jeter comme à
plaisir du discrédit sur la plus belle des sciences médicales, en lui refusant tout ce que comporte l'état
actuel de nos connaissances; nous les voyons se com-
plaire à distinguer le symptôme du signe, la récidive
de la rechute, et appeler cela l'unique domaine de la
Pathologie générale.

Quant à nous, qui n'entendons pas ainsi la Pathologie, qui descendons de généralités en généralités,
et de manière à les trouver d'autant plus positives et
d'autant plus scientifiques, disons comment on peut
trouver les rapports, les analogies dont nous parlions
tout-à-l'heure.

On en distingue deux sortes : rapports tirés de la

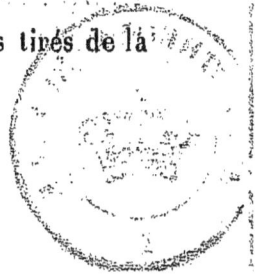

nature même de la maladie, rapports pathologiques, base pathologique de classifications; rapports tirés de la *localisation* des maladies ou rapports anatomiques, base anatomique de classification.

Rapports tirés de la nature des maladies. — Il est des maladies qui ont les mêmes *causes*, il en est en grand ou en petit nombre qui ont des *symptômes*, des *signes* communs, qui produisent les mêmes lésions pendant la vie, qui offrent les mêmes altérations anatomiques après la mort, et auxquelles le même traitement convient. N'est-il pas évident, que ces maladies doivent former des groupes et que ces groupes sont fondés sur des rapports pathologiques, sur la nature elle-même de la maladie?

Rapports tirés de la localisation. — Un même organe peut être affecté, soit simultanément, soit successivement de plusieurs maladies (différentes par leur nature, abstraction faite de l'organe lui-même en particulier). Or, ces maladies par cela qu'elles affectent un même organe, ont entre elles des rapports, des analogies incontestables, et de là de nouveaux groupes parmi les maladies.

Vous verrez d'ailleurs, messieurs, que nos groupes sont comparables par leurs fondemens avec les familles dans les sciences naturelles, et ceci n'est pas peu dire en leur faveur; mais le point important à remarquer ici, c'est que la Pathologie trouve secondairement les caractères communs dans ces deux sortes de groupes, sa base première est *anatomique*, ses subdivisions sont *pathologiques*.

En effet, *tantôt* l'organisme tout entier se trouve

malade, *tantôt* c'est une seule partie du corps qui est
affectée. Voilà une première base de division : l'anatomie. En Pathologie générale on doit diviser d'abord
d'après ce principe. Mais outre les rapports fondés sur
l'organisme, les maladies ont des affinités naturelles.
Ici, un second principe de division s'offre à nous,
nous nous en servirons pour subdiviser. Ne vous
étonnez pas, messieurs, de voir les rapports naturels
servir de bases en second lieu, il semblerait plus
logique de diviser d'abord les maladies d'après leur
nature, comme étant une considération plus générale.
Cet ordre d'affinités semblerait devoir être placé au-
dessus des circonstances anatomiques, et celles-ci
passer après comme étant plus particularisées, moins
générales, mais nous vous avons déjà fait sentir que
ces affinités naturelles sont fortement influencées,
modifiées par les dispositions anatomiques, et cela
à un tel point que ces dernières les dominent. La
nature des maladies en elles-mêmes ne serait qu'une
abstraction si on la séparait de l'organisme.

Il reste à indiquer sommairement en quoi consistent ces divisions, et à entrer dans leurs détails, car
cette première indication serait insuffisante pour
nous guider.

Galien, nous l'avons dit le premier, a pris pour bases
de classification en Pathologie, les dispositions anatomiques, principe que ses successeurs ont longtemps
perdu de vue. Il fallait que la connaissance de l'organisation eût fait de grands progrès, pour que déjà Galien
pût généraliser ses idées en Pathologie sous un point
de vue de philosophie anatomique. En effet, il a posé

en principe (*de Methodi medendi*) qu'il faut distinguer
les maladies, suivant qu'elles affectent les parties similaires (ou systèmes généraux). *Morbi partium si-*
miliarium veluti arteriarum venarum, nervorum,
ossium, cartilaginum, ligamentorum, membrana-
rum, etc., ou suivant qu'elles affectent les instrumens ou organes. *Morbi vel partium instrumenta-*
lium veluti cerebri, cordis, hepatis, pulmonis, etc.

Ne voit-on pas ici les élémens de l'Anatomie générale de Bichat dans les parties similaires, et ceux de
l'Anatomie descriptive dans les organes.

Galien n'a pas donné, il est vrai, les caractères
communs aux maladies ainsi groupées; mais il a posé
évidemment le principe.

Ainsi donc, il existe déjà deux grands groupes dans
la Pathologie générale; maladies des systèmes, maladies des appareils. N'est-ce pas là une idée large et
féconde?

Fernel, après avoir reproduit, selon son habitude,
la classification de Galien, a fait connaître d'après
le même principe, un troisième groupe : *Morbi to-*
tius substantiæ, les maladies générales, celles qui
affectent l'économie entière. Certes, les maladies générales, celles qui portent le trouble dans l'organisme
en entier étaient connues avant Fernel, mais cet auteur les a séparées des autres pour en faire une classe
à part, c'est ce qui a fait dire à un commentateur :
Oblivioni non tradendi sunt morbi totius substantiæ
quos Fernelius primus in medicinam invexit. C'est
en effet lui qui les a ramenées en Pathologie, jusque-
là ce n'avait été qu'un fait d'observation, il en a fait

un principe didactique. Toutefois il ne donne pas non plus les caractères communs de ce nouveau groupe , chose que nous aurons à faire pour constituer notre Pathologie générale, Fernel a seulement, comme Galien , posé un principe, et c'était déjà beaucoup pour son temps.

Les maladies des organes , pour être étudiées en Pathologie générale , devraient être *groupées,* puisque dans cette science on ne s'occupe que de caractères communs, eh bien! c'est ce qui se trouve fait; anatomiquement, les organes sont groupés sous le titre *d'appareils;* les maladies pourraient donc être groupées de la même manière.

Galien avait dit que les maladies peuvent se limiter dans des organes en particulier. Il fallait encore trouver ici des groupes; or, ces groupes sont naturellement établis , nous venons de le dire , par l'arrangement même des organes : la nature n'a point créé les organes sans but; elle ne les a point placés au hasard dans l'économie; elle a eu soin de les disposer par séries, que l'on a nommées *appareils,* afin qu'ils concourussent solidairement à l'accomplissement de certaines fonctions.

Eh bien! là où il y a solidarité fonctionnelle ou physiologique, il doit y avoir solidarité pathologique; ceci sera bien plus évident encore lorsque vous connaîtrez les élémens de la maladie. Or, quels sont les faits qui traduisent cette solidarité pathologique , si ce n'est ce que nous appelons caractères communs, donc c'étaient autant de groupes à établir; ainsi, d'un côté, groupes de fonctions exécutées par des

groupes d'organes , unis pour leurs fonctions par des
liens physiologiques, et qui, d'un autre côté, le sont
encore dans l'état pathologique par une analogie de
symptômes résultant du trouble de la même fonction.

Quant aux subdivisions, nous avons déjà posé en
principe qu'elles doivent être fondées sur les rapports
de *nature*, qui existent entre les maladies : nous en
verrons plus tard l'application.

Nous concluons donc définitivement par dire que
la Pathologie générale, comme nous la concevons, expose méthodiquement :

1° Les caractères communs à *toutes* les maladies ,
elle les embrasse toutes d'abord dans un *même* cadre
nosologique. Autrefois, c'était là toute la Pathologie
générale, maintenant ce n'est plus qu'une section.

2° Les caractères communs aux groupes des maladies qui peuvent affecter l'économie dans son ensemble. (*Morbi totius substantiæ de Fernel.*)

3° Les caractères communs aux groupes de maladies qui se particularisent dans chacun des systèmes
de l'économie, et qui sont exclusivement propres à
chacun de ces systèmes. (*Morbi partium similarium
de Galien.*)

4° Les caractères communs aux groupes de maladies particularisées encore plus que les précédentes ,
par cela qu'elles affectent un *appareil* d'organes dans
l'économie.

Jusqu'ici nous n'avons fait que poser les bases
du travail à l'aide de grandes divisions;

Ajoutons encore, afin de lier les propositions que

pour établir des subdivisions dans chacun des groupes ci-dessus mentionnés, nous procéderons d'après la nature diverse des maladies, c'est-à-dire *pathologiquement*.

DEUXIÈME LEÇON.

Nous sommes maintenant assez instruits sur les principes qui doivent servir de bases à la classification des maladies. Avant de passer à ces classifications elles-mêmes, c'est-à-dire avant d'aborder la Nosologie, commençons par définir le fait sur lequel reposent toutes nos théories précédentes, l'objet de la Pathologie, en un mot la maladie (*de morbo in genere* des Anciens).

Qu'est-ce que la maladie? Il vous semble peut-être d'abord facile de répondre à une pareille question ; mais vous allez voir que les hommes les plus célèbres ne se sont presque jamais accordés sur l'acception qu'on doit donner au mot maladie, et qu'il a fallu des siècles pour nous ramener à une définition satisfaisante. Il importe de bien s'entendre, car ce mot se présentera à chaque instant dans le cours de nos leçons.

Les définitions de la Pathologie, celle surtout de la Pathologie générale, comme il a été dit précédemment, ont varié aux différentes époques de la science, mais nous avons vu que ces définitions avaient été en se perfectionnant jusqu'à nous. Nous ne pouvons plus en dire autant de celles de la maladie. Loin de suivre une marche régulière de perfectionne ment, elles ont varié avec les différens systèmes, elles

sont restées soumises à une sorte de fluctuation tantôt
rétrograde et tantôt progressive; distinction importante, bien que trop souvent méconnue, car elle nous
montre que l'objet même de la science, ce qu'il importe le plus au médecin de connaître, a été le sujet
de tant de contestations. Aujourd'hui même, l'esprit
d'hypothèse dispute encore sur les fondemens de cette
définition.

Ceci s'explique lorsque l'on considère combien la
question est complexe, et combien il est difficile
quelquefois d'isoler les faits pathologiques de ceux
qui sont du ressort de la Physiologie.

Embarrassés dans les difficultés du sujet, presque
tous les auteurs n'ont examiné qu'un côté du problème, et il en est résulté souvent des luttes opi-
niâtres dans lesquelles on combattait avec des hypothèses plus ou moins ingénieuses, mais dont aucune
n'a expliqué les faits d'une manière quelque peu satisfaisante. Parmi cette foule d'idées tour-à-tour ac-
ceptées ou modifiées à l'infini, on peut, en les
examinant à fond, découvrir trois idées dominantes,
rapporter tout ce qui a été écrit à trois systèmes
principaux ou trois grandes nuances d'opinions :

1° Les uns, renonçant à expliquer ce qui *se passe*
dans le corps de l'homme pendant l'état de maladie,
ont voulu, en définissant cet état, se borner à faire
connaître ce qu'il y a de positif, ce qui tombe sous
les sens; en un mot, les conditions matérielles et
organiques.

2° Les autres, songeant que les altérations matérielles ne se rencontrent pas toujours, soit pen-

dant la vie, soit après la mort, ont résolu d'indiquer, de raconter ce qui *se fait*, et dans leur narration, la tendance ordinaire à généraliser, les a entraînés à expliquer ce qui se *fait* par des hypothèses. Ainsi, ils ont admis des principes qui présideraient, selon eux, aux actes de l'économie comme le πνευμα, l'archée, le principe vital, etc.

3° Les derniers ont voulu constater un seul fait, ils ont attribué à la maladie un *but*, une *fin*, et c'est ce but, cette fin de l'acte morbide qu'ils ont pris pour bases de leur définition.

Les premiers ont voulu être *exacts* en ne constatant que des faits absolus; ils ont voulu, par-dessus tout, se défendre de toute espèce de système, et se sont dit *organiciens*.

Les seconds ont reproché aux précédens de se limiter dans les faits matériels; ils se sont piqués d'être plus fidèles, et après avoir recueilli des observations, satisfaits d'avoir pu ainsi généraliser, ils se sont appelés *philosophes*. On les a distingués en *pneumatistes*, en *animistes*, ou en *vitalistes*, suivant le nom qu'ils ont donné au principe fondamental de leurs systèmes.

Les derniers ont prétendu être plus profonds que ceux-ci, et se sont appelés pour cela *philosophes par excellence en médecine* : en effet, ils prêtaient, pour ainsi dire, à la maladie une intention en lui donnant une fin; ils voulaient y voir quelque chose de *moral*, de *providentiel*, en quelque sorte. Ils raisonnaient d'après la philosophie de causes finales On leur a aussi donné le nom de *vitalistes*.

Quant à l'étymologie du mot maladie, elle implique

l'idée de souffrance, comme le même mot dans presque
toutes les langues : ainsi, je le crois plus en rapport
avec παθος qu'avec νοσος; celui-ci implique plutôt l'idée
de la cause, *nocere*, tandis que αθος vient de sentir
ασχω, souffrir.

Dans Hippocrate, il n'y a point de *définition* de
la *maladie*, à proprement parler; elle y est comprise
de manières très diverses; on y trouve tantôt une
hypothèse, tantôt une autre; les explications sont
toutes défectueuses, parce qu'elles sont toutes entachées de *pneumatisme* ou d'*humorisme*; c'est parce
qu'il y a de tout dans cette collection, il n'y a point
d'*unité* de doctrine, et conséquemment point d'unité
dans l'appréciation, dans l'explication des maladies.

Quelques prétendus partisans d'Hippocrate ont
commis une erreur grossière en faisant remonter les
définitions basées sur la philosophie des causes finales
jusqu'à lui. Les définitions, quand on trouve quelque
chose qui y ressemble, sont entachées d'un absurde
rationnalisme. Ainsi, dans son *traité de Pneumate*,
Hippocrate prétend que toutes les maladies sont dues
aux modifications de l'*air* qui est en nous. Dans son
traité de Prisca Medicina, il les attribue à la pré-
dominance des humeurs. Vous le voyez, Messieurs,
Hippocrate ne définit pas, il cherche à rendre raison
des faits. Nous avons déjà vu que dans la collection
hippocratique, il n'y avait que des fragmens de Pathologie générale; ces fragmens ont plus ou moins de
valeur, suivant qu'ils se rapportent à des *explications*,
à *des prévisions* ou à de simples *faits d'observation.*
Les propositions générales explicatives sont mau-

vaises, nous avons dit pourquoi. Les prévisions sont souvent justes, bien que trop absolues.; elles étaient le résultat d'une longue expérience. Il ne faut point chercher à cette époque de l'accord dans les doctrines; passons à ses succcesseurs.

Archigènes, le chef des éclectiques, dont les opinions sont souvent citées par Galien, admet que certaines fonctions peuvent être lésées pendant le cours des maladies, sans qu'il y ait altération dans la structure des organes qui président à ces mêmes fonctions; *Actiones quasdam lædi, illæsa ea corporis particula quæ ipsis deputata est.* Ainsi commence déjà cette grande guerre entre les vitalistes et les organiciens; les uns prétendent qu'il faut absolument qu'un organe soit lésé pour qu'il y ait maladie, les autres veulent que cela ne soit pas nécessaire.

Galien, dans son traité *de locis affectis*, reproche vivement à Archigènes d'avoir émis une pareille opinion; il établit en principe que dans tout trouble fonctionnel il faut savoir remonter aux organes eux-mêmes, afin d'y trouver les causes matérielles du mal. Galien trouvait cela si naturel, qu'il ne croyait pas avoir été le premier à penser qu'il n'y a point de fonctions sans organes.

Galien dit qu'avant de définir la maladie, il faut connaître les conditions normales de l'existence, qu'il faut définir la santé. La *faculté* de fonctionner, dit-il, dépend des conditions dans lesquelles les organes se trouvent; c'est donc dans ces conditions que réside la santé, la *norme* physiologique : *Undè patet sanitatem non ab actione, sed à potentiâ potiùs esse de-*

finiendam (*de morborum diff.*). Il est évident que
l'état contraire sera la maladie, c'est-à-dire une *altération dans les conditions organiques*, et partant,
dans le mobile des fonctions.

Ainsi Galien, tout en restant organicien, se montre
vitaliste autant qu'on peut l'être; pour lui, la maladie est une lésion de l'*aptitude* à fonctionner, une
lésion de cette faculté dévolue aux organes, et qui
résulte, dit-il, de leur propre constitution.

M. Chomel dit que Galien a défini la maladie, *un
état dans lequel les fonctions sont troublées;* Galien
non-seulement ne s'est point exprimé ainsi, mais ses
paroles ont un tout autre sens, et il s'est chargé lui-
même d'expliquer pourquoi il pense d'une autre manière : un organe, dit-il, peut-être complètement en
repos, et cependant il peut être malade ; faites-le
fonctionner, et vous en aurez la preuve; mais lorsqu'il y a intermittence dans ses fonctions, il n'en est
pas moins malade; donc la maladie ne consiste pas
dans un trouble fonctionnel. Quant aux lésions anatomiques, elles *décèleront* les maladies; mais seulement
dans les cas où elles porteront atteinte à la faculté
de fonctionner; de même les troubles des fonctions
décèleront la maladie, mais seulement en tant qu'elles
résulteront d'une atteinte portée à cette même puissance de fonctionner.

Ainsi, pendant le sommeil, l'œil est en repos ; cet
œil peut être malade, et néanmoins il n'y a point de
trouble fonctionnel qui révèle actuellement sa maladie. Ici il y a atteinte à la puissance de fonctionner,
sans trouble fonctionnel.

Dans un autre cas, il peut y avoir un trouble fonctionnel sans pour cela que l'organe soit devenu inapte
à fonctionner. Ainsi, après une course précipitée, la
respiration est troublée, le cœur bat tumultueuse-
ment; mais attendez un moment et ce trouble dispa-
raîtra entièrement, parce que l'organe a conservé toute
son aptitude à fonctionner. Il est évident, dit Galien,
que dans un cas pareil, il n'y a point maladie.

Fernel définit la maladie : *Affectus contrà naturam corpori insidens,* une affection contre nature
inhérente à l'économie. Il reconnaît que dans les
maladies les liquides peuvent être altérés, et cependant il reste solidiste; car pour lui, ces altérations ne sont que des causes de maladies; et il a soin
d'ajouter : *Humorum affectus, etiamsi, contrà naturam sint, morbos non dicimus, quandò quidem in
substantia non inhærescunt.* Les altérations des liquides ne sont point des maladies en tant que la substance même des organes reste intacte. Il en est de
même pour certaines productions anormales, comme
les calculs dans la vessie, les lombrics et les ascarides
et autres animalcules, tant que les organes eux-mêmes
ne sont point altérés dans leur texture, gênés dans leurs
fonctions, il n'y a point maladie.

Ainsi Fernel est organicien, mais il demeure rigoureusement solidiste, pour lui les liquides sont bien
distincts des organes, ils ne peuvent rendre ces derniers malades qu'à la manière d'un corps étranger qui
a tout-à-coup des propriétés nuisibles. Il a fait un
long chapitre pour établir cette proposition : *Omnem
morbum in corporis parte vel substantià consistere.*

Maintenant on va considérer les maladies d'une manière toute nouvelle. Nous avons vu que pour Galien il
suffisait qu'il y eût atteinte portée à la faculté de fonctionner; pour Fernel, il faut plus, il faut une *altération
permanente* de l'organe, et un trouble notable dans
les fonctions; aussi n'hésite-t-il pas à dire que dans les
intervalles des accès d'une fièvre intermittente, d'une
épilepesie, l'homme n'est pas malade.

Mais Willis amène à son tour de nouvelles théories en
Pathologie, il aperçoit une lutte entre la nature et les
causes de troubles. Il ne faut point arrêter ses efforts,
dit-il, *nam natura dimicat acriter cum hoste suo.*
C'est surtout dans la fièvre que Willis voit un exemple
frappant de cette lutte.

Ainsi après les organiciens, après ceux qui veulent
une altération évidente de substance pour qu'il y ait
maladie, les idées d'Archigènes, sont reproduites par
ce que l'on a appelé les vitalistes purs.

Willis lui-même se rapproche en effet singulière-
ment de l'ancienne secte des pneumatistes, lorsqu'en
physiologie il admet une ame qui préside au jeu des
organes, à l'accomplissement des fonctions, ame in-
dépendante de l'autre à laquelle sont dévolues les
facultés intellectuelles.

Stahl laisse de côté les conditions fonctionnelles et
organiques, il définit la maladie : un acte soutenu
par la nature pour éliminer une matière morbifique,
acte conséquemment nécessaire à la conservation de
la vie : *morbum esse actum ab ipsâ naturâ, materiam
perniciosam expugnandi gratia susceptum, ideoque
ad conservationem vitæ necessarium.*

Nous sommes ici plongés dans l'abstraction, dans l'hypothèse. En effet, il n'y a plus rien de saisissable ; Stahl ne décrit rien, il s'inquiète peu des altérations qui tombent sous les sens ; peu lui importe que les fonctions soient troublées, les organes lésés, il juge la maladie comme un acte ; il la *moralise* pour ainsi dire, en lui donnant un but, une fin. Malheureusement, tout ceci n'est qu'hypothèse. Qu'est-ce qui prouve qu'il y ait une matière morbifique à attaquer, qui a vu ce principe chargé d'éliminer la matière morbifique, enfin, comment prouver que c'est un *acte suscité* par la nature, et cela l'intérêt de l'individu, pour conserver sa vie ?

Sydenham regarde aussi la maladie comme une lutte : *Nihil esse aliud quam naturæ conamen, materiæ morbificæ exterminationem in ægri salutem omni ope molientis.* Rien autre chose, dit-il, qu'un effort de la nature qui emploie tous ses moyens pour exterminer la matière morbifique, et cela avec intention de sauver le malade.

Ce n'est point là, comme le croit M. Chomel, chercher à définir la maladie par sa *nature intime*, mais bien par son but, par sa fin. Sydenham ne fait que reproduire en d'autres termes les idées de Stahl. Les mêmes suppositions servent de bases à sa définition ; selon Sydenham, il ne faut plus seulement combattre le principe de maladie, il faut l'exterminer. Du reste, la nature préside toujours au combat, le soutient, *molientis.* Et cela se passe toujours dans l'intérêt du e qui ne s'en doute pas, qui ne s'en mêle pas,

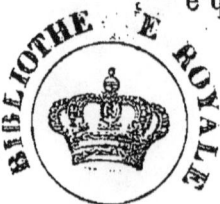

mais qui souffre, *in œgri salutem.* C'est une pure hypothèse providentielle.

Frédéric Hoffmann adopte un genre de vitalisme tout particulier, et pose en principe, que la maladie consiste dans l'accélération ou le ralentissement de l'action organique et moléculaire. Quoiqu'on l'ait appelé iatro-mécanicien, il ne faut pas s'en laisser imposer par les mots qu'il emploie et qui semblent n'avoir qu'une signification toute matérielle, Hoffmann admet sans le dire, l'intervention d'une force, et c'est suivant le degré d'action de cette force qu'il juge de l'état de la santé. Il en résulte qu'il est d'abord vitaliste, puis en n'admettant que deux conditions nécessaires à l'existence de la maladie, il reproduit une doctrine ancienne. Thémison le chef des méthodistes avait aussi admis deux états opposés dans l'organisme, et prétendait que ces deux états seuls constituaient la maladie. Pour qu'il y eût santé, il ne fallait pas que les organes fussent trop resserrés, *strictum*, il ne fallait pas non plus qu'il y eût un trop grand relâchement, *laxum*. Les auteurs, qui veulent ainsi, pour constituer la maladie de deux choses l'une, un *excès* ou un *défaut* d'action, nous les appelons *dualistes.* Ils ne font point attention aux lésions fonctionnelles ou aux lésions matérielles s'il y en a, ils ne recherchent point si l'acte morbide a un but ou non; ils professent que dans l'état normal, il se fait dans l'organisme des *mouvemens* qui ont un rhythme particulier, que si les mouvemens s'écartent du rhythme normal, soit en s'accélérant, soit en se ralentissant, il y a maladie.

Brown appartient à la même école, il ne voit que deux

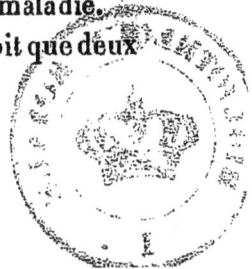

formes de maladies ; 1° les maladies sthéniques; 2° les
maladies asthéniques. Dans sa doctrine *l'incitation*
remplace les mouvemens, il se rapproche un peu plus
de la cause, il considère *l'impression* immédiate que
la cause fait subir à l'organisme, impression qui, suivant qu'elle sera normale, exagérée ou trop faible,
sera suivie de mouvemens normaux, trop précipités
ou trop lens. Ce qu'il y a surtout de remarquable dans
ce système, c'est la proportion qui existe selon Brown
entre le nombre des maladies sthéniques et celui des
maladies asthéniques. Suivant lui, sur 100 malades il
y en aurait 3 qui le seraient par excès d'incitation, et
97 qui le seraient par asthénie. Distinction importante
pour la pratique, puisque terme moyen sur 100 malades il faudrait en stimuler 97.

Il est évident que M. Broussais rentre dans les rangs
de ceux qui ont fondé leur doctrine sur des idées em-
pruntées au méthodisme; c'est un *dualiste* qui ne voit
aussi que deux conditions pour constituer la maladie;
il a posé la loi, disent ses sectateurs (Roche et Sanson,
élémens de Pathologie), que la *plupart* des maladies
consistent dans un *accroissement* de l'action organique ou moléculaire des tissus. Frédéric Hoffmann
avait dit : Une accélération ou un ralentissement dans
les mouvemens moléculaires; M. Broussais dit : un
accroissement ou une diminution de l'action moléculaire. Voilà toute la différence, qui après tout,
ne roule que sur quelques mots, je me trompe, il y
en a une autre sinon fondamentale, du moins très
importante; c'est celle relative à la *proportion* des
cas dans lesquels l'action est augmentée ou diminuée.

Pour Brown, elle est *presque toujours* diminuée, pour Broussais elle est *presque toujours* augmentée, accrue; d'où l'indication presque constante, de débiliter les sujets.

Toutefois[1], c'est encore là du vitalisme, la preuve en est et nous le verrons plus tard, que M. Broussais a établi en principe, que les tissus ne sont lésés que consécutivement.

M. Chomel définit la maladie : « Une altération notable, *soit* dans la position ou la structure des parties, *soit* dans l'exercice d'une ou de plusieurs fonctions. » Il ajoute : relativement à la santé habituelle de l'individu.

Ici, M. Chomel donne une *alternative* que lui-même a rendue inacceptable. En effet, il établit en même temps, qu'un homme privé accidentellement d'un œil, d'un bras, ne peut être considéré comme malade, et cependant il y a bien là altération dans la *structure* d'une partie de cet individu. Plus loin, il ajoute qu'une hernie, bien qu'elle soit parfaitement contenue par un bandage et qu'elle ne cause aucun trouble dans les fonctions, est une maladie, et c'est pour cela qu'il a ajouté dans sa définition : *altération* dans la *position* des parties. Suivant lui encore, la dégénérescence tuberculeuse même, lorsqu'elle n'occupe que quelques glandes, même quand elle n'amène aucun trouble apparent dans les fonctions, *est une maladie fort grave.*

Toute maladie, selon M. Cayol, est une réaction accidentelle de l'organisme contre une cause accidentelle de trouble. En second lieu, il ajoute : « Toute réaction pathologique est une fonction accidentelle qui a pour but d'*assimiler* ou d'éliminer la chose qui nuit. » (*Clinique médicale.*)

M. Cayol croit continuer Hippocrate en cela, mais il n'en est rien, car Hippocrate ne donne point de définition, il dit de la maladie : *Quidquid homini molestiam atque tristitiam affert*, et voilà tout. M. Cayol raisonne plutôt comme Stahl et Sydenham, c'est-à-dire d'après les principes de la philosophie des causes finales ; comme eux, il voit un *but* dans la maladie. Pour s'accommoder aux idées actuelles ou plutôt pour ne point s'exposer à des contradictions, il substitue à la matière morbifique *la chose qui nuit;* il nous semble que l'esprit est bien à l'aise dans des limites aussi étendues. Ensuite, Stahl et Sydenham avaient voulu que la matière morbifique fût combattue, et puis qu'elle fût éliminée; mais comme il arrive presque toujours qu'il n'y a rien d'éliminé, qu'il y a tout au plus des évacuations ordinaires, on admet dans cette nouvelle théorie que le principe peut être assimilé. Ceci est une hypothèse subtile, et ne saurait contenter un esprit tant soit peu observateur. Ensuite, comment prouver qu'il y a des fonctions accidentelles? ceci nous paraît impossible; pour cela, il faudrait aussi qu'il y eût des organes accidentels. M. Cayol avance bien cette proposition, mais il ne la développe pas.

Ainsi, cette définition n'est ni hippocratique, ni nouvelle, elle est simplement renouvelée et un peu corrigée.

Mais il ne suffit point d'avoir démontré que les autres définitions sont inadmissibles; il faut les remplacer.

Nous allons donc essayer d'en donner une plus satisfaisante; et d'abord, nous poserons en principe que
dans l'état actuel des connaissances médicales, on
doit se borner, dans une définition générale de la
maladie, à mentionner ce qui s'observe généralement,
communément dans toutes les maladies. Or, dans
toute maladie, *proprement dite*, il y a perturbation,
trouble *notable*, quant à l'intensité et quant à la durée dans une ou plusieurs fonctions de l'économie, et
cela avec ou sans lésions matérielles appréciables.

Cette définition nous paraît bonne, parce qu'elle
donne une idée suffisante de la maladie, sans rien
préjuger sur le but de la perturbation; elle la *constate*, elle empêche de confondre une maladie réelle
avec des malaises insignifians et *passagers*. La perturbation fonctionnelle doit être notable et par son
intensité et par sa durée, dans tous les cas. Ainsi,
selon nous, l'homme, qui a une hernie bien contenue
par un bandage, n'est pas malade, pas plus que celui qui est privé d'un œil ou d'un bras. Pourquoi, en
effet, un déplacement ou une tendance au déplacement de la part de certains organes serait-elle une
maladie plutôt qu'une mutilation, là où il n'y a ni
douleur, ni trouble? Quand donc une altération matérielle existe sans trouble marqué, s'agirait-il même
d'une matière tuberculeuse ou autre qui serait déve-
loppée dans un organe, il n'y a point pour nous de
maladie. Enfin, nous ne voulons rien préjuger pour
le moment sur les *rapports* qui existent entre les lésions matérielles et les troubles fonctionnels, nous
constatons la *coexistence* lorsqu'elle se montre, nous

constatons de même son *absence* si elle est prouvée ;
en un mot, nous donnons une définition générale et
commune.

C'est là ce qu'on *observe*. Il est bien permis d'infé-
rer ensuite que toute maladie est un *acte* anormal et
complexe effectué sur l'organisation qui modifie ses
opérations sous l'influence de diverses causes, mais
aller plus loin, ce serait se lancer dans des hypothèses toutes gratuites. Pour le moment, on doit se
borner à observer ce qui se passe dans toute maladie
et à le constater.

Puisqu'une définition *générale* de la maladie a
constaté ce fait commun d'un trouble notable dans
les fonctions et ce fait accidentel d'une lésion organique appréciable, que reste-t-il à faire dans une définition *particulière ?* Il s'agirait de *spécialiser* ce
trouble, d'exposer d'une manière succincte comment
il se traduit à l'observation, puis il faudrait indiquer
la lésion organique lorsqu'elle coïncide.

On a dit avec raison que toute définition, surtout
en Médecine, devrait être de sa nature une *definition
descriptive*. Il ne s'agit point en effet d'une définition
de raisonnement ou de logique pure, il faut donc
décrire ; mais il faut de préférence faire entrer dans
la description le trouble fonctionnel, il faut le spécialiser par ses traits les plus saillans, par ceux qui étant
le plus saisissables le constituent essentiellement à
nos yeux ; mais il importe aussi de mentionner en
même temps la lésion organique quand elle est appréciable, laissant à une époque plus avancée le soin
de décider quels sont les rapports qui unissent cette

lésion avec le trouble. Il faut enfin tenir compte de
l'absence de toute lésion appréciable, car cette absence
est une condition qui appartient non-seulement à certains cas en particulier, mais qui se rencontre aussi
dans des classes tout entières de maladies.

D'après les principes qui précèdent, les définitions
individuelles *concordent* avec la définition générale ;
elles appartiennent à un même ordre de faits, et cela
prouve que celle-ci est la seule admissible. Si, au contraire, on cherche à faire concorder des définitions
spéciales avec la définition générale de Stahl, par
exemple, on tombe dans l'absurde.

En effet, notre définition reste toujours la même,
seulement elle se *spécialise,* elle se complète à mesure
qu'elle s'applique à des faits moins généraux, elle ne
constate plus seulement qu'il y a un trouble notable,
mais elle expose en quoi ce trouble consiste, quelle
est sa forme.

Voyez, au contraire, comment s'y prendraient ceux
qui admettent une lutte entre la nature et une matière
morbifique. Comment spécialiser d'abord le principe
morbifique, comment faire connaître le genre de
lutte que la nature lui oppose dans une épilepsie ou
dans une simple névralgie ? En quoi cette lutte est-
elle particulière, où est la matière morbifique, où
est l'élimination ? Si l'on recherche le but de la maladie, qui pourra nous indiquer l'intention de la
nature dans une phthisie pulmonaire ?...

Au lieu de tout cela, rien de plus facile que de
décrire simplement l'espèce de trouble fonctionnel,
et de faire accompagner cette description de celle des

lésions organiques lorsqu'elles existent. Le temps apprendra peut-être à nos successeurs, quels sont les liens qui unissent dans tous les cas les troubles avec les lésions ; les progrès de la science leur permettront peut-être d'apprécier les lésions que nous n'avons pu saisir, et qui cependant doivent accompagner toute perturbation notable dans les fonctions. Quant au but des maladies, quant à l'intention de la nature ou de la providence, en envoyant à l'homme ce genre d'affections, on ne pourrait se livrer sur ce sujet qu'à des suppositions, des conjectures, qui ne sauraient trouver leur application dans l'histoire des maladies.

Une définition bien que dite spéciale, est encore néanmoins jusqu'à un certain point générale, c'est-à-dire qu'elle ne doit point s'appliquer à des cas particuliers d'une maladie donnée ; elle doit exprimer ce qu'il y a de plus constant, elle doit s'appliquer à tous les cas réguliers de cette même maladie. De là certaines règles à observer dans les définitions spéciales.

En effet, la définition d'une maladie, pour être bonne, pour en donner une suffisante idée, doit s'appliquer à la forme *ordinaire* ou régulière de la maladie définie. D'autre part, avons-nous dit, comme toute définition doit être aussi courte que possible, il faut :

1° Se borner à énumérer les faits saillans *communs* à tous les cas de cette maladie ;

2° Ne tenir aucun compte des accidens ou faits exceptionnels ni des complications, etc... ;

3° Ne pas mentionner les faits qu'on retrouve dans d'autres maladies, afin d'éviter la confusion ;

4° Il faudra établir une bonne distinction dans l'espèce, et pour y arriver, il sera nécessaire de choisir des cas bien prononcés, bien caractérisés.

Arrivons maintenant aux diverses dénominations imposées aux maladies.

La Pathologie possède malheureusement une nomenclature extrêmement défectueuse, erronnée et même bizarre ; elle manque d'unité, parce qu'elle ne s'appuie sur aucun principe régulier, uniforme ; elle repose sur des valeurs étymologiques ou fausses, ou absurdes, ou tout au moins contestables.

Il suffit, en effet, de jeter les yeux sur le cadre nosologique, pour s'assurer des vices de cette nomenclature. Dans les autres sciences, on établit que les dénominations radicales, sont d'autant meilleures qu'elles ne préjugent rien sur la nature des objets dénommés, c'est-à-dire qu'elles doivent être *insignifiantes*; on adjoint à ces dénominations, des épithètes qui les modifient et qui les complètent. En médecine, il n'est peut-être pas un des noms qui n'ait une signification, et ces noms vicieusement appliqués, rappellent à l'esprit des faits contestables ou même faux, fondés sur des erreurs palpables. Examinons d'abord ces vices de cette nomenclature.

Les défectuosités attachées à notre nomenclature pathologique, peuvent être rapportés aux motifs suivans; 1° elle ne s'est formée que *progressivement* et d'âge en âge, certaines dénominations remontent même jusqu'aux premiers temps de la médecine ; 2° la

plupart des noms ont été inventés non par des médecins, mais par des personnes étrangères à l'art de guérir.

La plus grande partie des dénominations usitées
aujourd'hui en médecine, nous viennent des médecins grecs et arabes. Cette circonstance expliquerait
à elle seule leur peu de valeur, car ces auteurs,
quelque éclairés qu'ils fussent, ne pourraient avoir
qu'une connaissance bien imparfaite des maladies.
Dans la suite des temps, on aurait pu apporter des
améliorations dans la manière de dénommer les maladies et réformer ce qui avait déjà été fait, mais au
lieu de cela, on n'a fait qu'inventer de nouveaux
noms pour des maladies déjà obervées ou incon-
nues, et cela toujours d'après les mêmes principes;
et lorsqu'il a été question de réformer les anciens
noms, non-seulement on a introduit le plus souvent de nouvelles erreurs, mais encore on n'a point
abandonné les anciennes dénominations. De là des
synonymies nombreuses et qui augmentaient encore la confusion. En outre, le vulgaire, dans la
plupart des cas, frappé d'un fait, d'un phénomène
extraordinaire, a cru qu'il constituait à lui seul la
maladie, et lui a donné un nom qui ne représentait
qu'un de ses caractères; c'est ainsi qu'on a donné le
nom d'*apoplexie* à des affections-cérébrales diverses,
parce que dans ces cas les fonctions du cerveau étaient
suspendues comme par un choc violent, de ἀπὸ et πλήσσω
frapper, blesser avec force. Une espèce de névrose
a reçu le nom d'*épilepsie*, à cause de la rapidité avec
laquelle les malades sont saisis de convulsions, etc...
De ἐπὶ et λαμβάνω surprendre. Le mot de *tétanos* re-

présente l'état de tension, de rigidité dans lequel se trouvent plusieurs muscles dans une maladie convulsive. Les médecins, ayant trouvé ces noms adoptés, ont été obligés de les employer pour s'entendre, et c'est ainsi qu'ils sont restés dans la science.

Il n'y a point d'unité, de principes fixes, dans notre nomenclature, parce qu'on a pris pour base tantôt la *cause* réelle ou présumée d'une maladie, tantôt un *symptôme* saillant; d'autres fois une *forme* accidentelle, ou le degré de gravité; enfin on a été jusqu'à emprunter des noms de pays, de peuples, d'hommes et même d'animaux : bref, on s'est servi des comparaisons les plus bizarres.

La colique de plomb a été appelée ainsi, parce que les ouvriers qui travaillent sur ce métal en sont souvent affectés, il en est de même de la colique de cuivre, du tremblement mercuriel. Un symptôme dominant : les vomissemens de sang, la faculté de voir pendant la nuit, ont amené l'hématémèse, la nyctalopie; une forme, le zona, une comparaison l'ichthyose, la grenouillette. D'autres fois on a caractérisé les affections par une disposition matérielle, comme le ramollissement, la friabilité, l'hypertrophie, l'atrophie des tissus, etc., etc.... Le danger, la gravité de certaines fièvres, les a fait nommer graves, pernicieuses. Une espèce de typhus a reçu ce nom de typhus d'Amérique, une maladie cutanée a été appelée éléphantiasis des grecs; une autre caractérisée par l'intumescence des membres ou de certaines autres parties du corps se nomme éléphantiasis des Arabes. Il y a un mal de Pott, un mal français, un mal de Naples. Enfin, la

couleur des tissus a suffi pour faire appliquer le nom
de chlorose, de jaunisse, à des affections particulières
de certains appareils.

Maintenant faut-il, parce que notre nomenclature
est défectueuse, la changer ? Deux hommes du plus
grand mérite, Galien dans l'Antiquité et Morgagni
dans les temps modernes, ne sont point de cet avis.

Galien déclare tout d'abord (*de sympt.*, diff.,
cap. 3) qu'il attache peu d'importance aux mots, il
dit qu'il faut s'attaquer avant tout aux idées. Quelques-
uns de ses contemporains avaient proposé des réformes
et inventé des nomenclatures plus ou moins savantes ;
il les regarde comme des gens qui cherchaient à faire
parade d'une vaine érudition, *eruditionis titulo sese
venditantes.*

Morgagni ne pense pas non plus qu'on doive encore réformer la nomenclature pathologique. Il est
complètement de l'avis de Galien, et il dit que sous
peine de ne plus s'entendre il faut conserver les anciens noms, *vetera autem et usitata retinere (Épist.*
LXVI). Galien avait dit aussi : les mots usités, et de
plus nationaux, *usitata et à-patriæ sermone non
aliena* (Loc., cit.).

L'expérience nous a montré que ce sont les petits
génies qui travaillent sur les *noms*, les mots absorbent
toute leur attention, et les idées leur échappent. Il y
a plus, ce travers d'esprit existe encore de nos jours,
et il est à remarquer, que ce sont en général des gens
peu érudits, peu familiarisés avec les idiômes de l'Antiquité, qui élaborent ainsi des nomenclatures tout
hérissées de grec et de latin. Tandis que des savans du

premier ordre, Cuvier par exemple, et M. Arago, ont
employé toujours de préférence les mots les plus usités, ceux dont l'acception est généralement connue,
et autant que possible pris dans la langue française,
non à patriæ sermone aliena.

M. Andral disait dernièrement, que de sa vie, il
n'avait guère cherché à introduire que deux ou trois
mots en médecine, et que tout bien conisidéré, il avait
presque sujet de s'en repentir.» Ces deux mots sont
hyperhémie, et *hypémie.*

Si à chaque époque médicale, on avait voulu réformer la nomenclature pathologique, la confusion
serait telle aujourd'hui, qu'il serait impossible d'en
faire sortir un enseignement quelque peu méthodique ;
les étymologies et les synonymies formeraient à elles
seules la plus grande partie de la science. Galien l'avait
dit, avec raison, la confusion ne ferait qu'augmenter à
mesure qu'on forgerait des mots nouveaux, les synonymies deviendraient interminables, les arguties in-
cessantes, *ob homonymiam sermo redditur obscurior
et sophismalibus perturbatur.*

Il est impossible en effet, par cela seul qu'on
propose de nouveaux noms, de faire abandonner les
anciens, et d'ailleurs il faut bien que nous puissions
comprendre les écrits de ceux qui nous ont précédés.
Les réformes dans ce sens n'ont guère été que par-
tielles, et nous le répétons, si elles avaient toujours
été générales, la confusion n'en serait que plus grande
aujourd'hui, car l'étude seule de la synonymie absor-
berait tout le temps, à peine en resterait-il pour celle
des choses, des idées.

Tous les essais antérieurs à nous, en fait de nomenclature, ont donc été plus nuisibles qu'utiles, parce
que la science ne comportait pas ces réformes. Il en
est de même aujourd'hui, l'état de la médecine ne comporte pas encore de réforme, ni générale, ni même
partielle dans la nomenclature pathologique., et une
réforme de ce genre pour être bonne doit être générale.

C'est à cela que tient le peu de succès qu'ont eu
ces tentatives. Pourquoi la nomenclature chimique
a-t-elle été tout-à-coup universellement adoptée ?
C'est que la science était à-la-fois *nouvelle* et *mûre*
pour cela. On a fait la Chimie en quelque sorte de
toutes pièces; elle était due à deux ou trois hommes
de génie : dès-lors une nouvelle nomenclature était
devenue *nécessaire* et en même temps *valable*.

Mais la Médecine, et en particulier la Pathologie,
n'en sont pas arrivées à ce point; nous ne pouvons
rompre avec le passé, et afin de pouvoir le comprendre, il faut conserver les noms anciens; le présent
ne comporte pas une réforme dans les mots, il faut
attendre pour cela une réforme dans les faits.

Dans tout ce que nous venons de dire, Messieurs,
nous avons voulu seulement combattre cette opinion
qui donne trop d'importance aux étymologies et aux
synonymies. Nous ne voulons pas cependant dédai-
gner leur étude, nous pensons au contraire que cette
étude est utile, et qu'elle fait mieux connaître l'état
actuel de la science; elle est en outre liée à l'histoire
de la Pathologie.

Les étymologies et les synonymies représentent en
quelque sorte les phases de la Médecine; elles sont,

pour ainsi dire, ses titres de noblesse : proscrire tous
les anciens noms, ce serait renoncer à l'étude de
l'histoire de la Médecine, ce serait répudier un passé
auquel nous devons tout, et dans lequel il nous reste
encore beaucoup à récueillir. Ainsi, la connaissance
des synonymies et des étymologies rentre dans les
études générales, il faut s'y livrer, mais non pas en
faire une étude exclusive.

M. Chomel dit qu'il serait pénible pour un médecin
d'ignorer le sens étymologique des noms, si par
hasard quelque personne du monde lui faisait une
question sur ce sujet. Il faut avouer que ce serait là
le plus petit inconvénient : avant tout, il faut étudier
pour la science elle-même, et, en Pathologie, il faut
connaître tout ce qui tient à l'histoire dogmatique
des maladies.

Mais, après avoir examiné les dénominations des
maladies, voyons comment on a cherché à les diviser, à les classer. Et d'abord peut-on révoquer en
doute l'utilité des classifications en Pathologie ?

Dans ces derniers temps, des auteurs ont prétendu
que les classifications n'étaient *pas indispensables*
dans l'étude des maladies, *qu'on s'en est passé longtemps*, et qu'il n'est pas bien certain qu'elles aient eu
quelque influence sur les progrès de l'art. Peu importe, ont-ils ajouté, pourvu qu'on les présente (les
maladies) dans un *ordre qui en rende l'exposition
facile.*

Ceci assurément ne peut passer sans discussion, et
d'abord, par cela seul qu'on se serait longtemps passé
de méthode, ce ne serait pas une raison pour qu'on s'en

passât à l'avenir? La seule question est de savoir si
l'application d'une méthode est utile.

Mais jamais on ne s'est passé entièrement de classifications en Pathologie. On s'est servi trop longtemps
de mauvaises méthodes, mais on a toujours cherché
à exposer méthodiquement les principes de la Pathologie et les maladies elles-mêmes; nous le démontrerons un peu plus loin.

Peu importe, dit-on, qu'on fasse des classifications
pourvu qu'on présente les maladies *dans un ordre* qui
en rende l'exposition plus facile. Il y a contradic-
tion évidente dans cette proposition, elle se réfute
d'elle-même. En effet, qu'est-ce que présenter dans
dans un *ordre*? si ce n'est appliquer une méthode,
si ce n'est recourir à une classification? Ces paroles,
loin de faire le procès aux classifications, en démon-
trent la nécessité.

Il n'est pas bien sûr, ajoute-t-on, qu'elles aient
eu quelque influence sur les progrès de l'art. Mais une
pareille assertion est non-seulement contre la saine
logique, mais en opposition complète avec l'histoire.
En effet, les méthodes sont tellement liées aux progrès
de l'art, qu'elles les constituent en quelque sorte.
Les faits prouvent que plus l'art a fait de progrès,
plus la méthode est devenue parfaite.

Les bonnes classifications sont le *criterium* de la
science, puisque d'une part elles sont fondées sur la
connaissance des *rapports*, des liens systématiques qui
unissent les faits morbides, et que d'autre part elles
conduisent à la connaissance des lois ou faits expli-
catifs de faits secondaires.

4

Chacun est convaincu aujourd'hui que des faits *isolés*, quoique positifs et bien observés, ne peuvent constituer une science, et que pour leur donner une valeur *scientifique* il faut que l'esprit en saisisse les rapports. Or, plus ces rapports seront rationnellement déduits et méthodiquement coordonnés, plus ils seront propres à former de bonnes classifications. Si donc les médecins n'avaient pas cherché à connaître les rapports que les maladies ont entre elles, ils n'auraient jamais pu essayer de les classer, ils n'auraient point fait de science.

Avec une bonne mémoire, tout homme pourrait embrasser un grand nombre de notions, mais s'il ne saisit aucun rapport entre les faits, il ne pourra jamais, quoiqu'il fasse, en déduire des lois générales, même empiriques. Avec une telle manière de procéder, il serait complètement impossible de créer un véritable enseignement, et que deviendraient alors les progrès de la médecine ?

Ceci est tellement vrai, qu'on n'a jamais pu se dispenser de faire des classifications ; toutefois, les essais, comme vous allez le voir, n'ont pas toujours été heureux.

Bosquillon a dit qu'on ne peut acquérir de connaissances étendues dans un art quelconque, sans *généraliser* les faits, ce qui *exige* toujours un *plan* dogmatique.

L'utilité d'une bonne classification étant devenue incontestable pour nous, voyons maintenant quelles tentatives et nos prédécesseurs et nos contemporains ont faites pour arriver à ce but.

On a donné le nom de *Nosologie* à cette partie des sciences médicales qui a pour objet de *classer* méthodiquement les maladies.

Cette dénomination est un fait de pure convention, car le sens étymologique du mot Nosologie serait plutôt Traité, discours sur les maladies, et ce mot paraîtrait synonyme de Pathologie, il semblerait même devoir le remplacer avantageusement; mais, comme nous l'avons dit, le mot Pathologie a d'abord par lui-même un sens beaucoup plus étendu, beaucoup plus général.

D'un autre côté, il ne faut point employer indifféremment, le mot Nosologie et celui de Nosographie. Beaucoup d'auteurs l'ont fait, mais c'est à tort, ces deux mots ne se remplacent point l'un par l'autre. Pinel, il est vrai, avait donné à son livre le nom de Nosographie, mais c'était simplement pour paraître plus rigoureux. En *Nosographie,* on se borne à *décrire* les maladies, on fait surtout de la Pathologie *spéciale;* mais on ne raisonne pas, on ne cherche pas de rapports, on ne s'occupe pas à faire correspondre les désordres fonctionnels aux lésions anatomiques. En un mot, on ne s'élève à aucune considération générale, on décrit, voilà tout.

Les premières idées de Nosologie remontent à la plus haute antiquité; comme de coutume, on trouve dans la collection hippocratique des élémens divers qui se rapportent à notre sujet. Ainsi, les maladies y sont distribuées en *aiguës* et en *chroniques,* en *épidémiques, sporadiques, graves, légères, mortelles,* etc.... Acceptez toutes ces expressions, et

pour le moment contentez-vous de les considérer
comme correspondant à des principes de divisions
quelconques; plus tard, nous en donnerons la signification.

Arétée n'admet qu'un principe de division : la durée des maladies, il les divise en *aiguës* et en *chroni-*
ques. Cette méthode est insuffisante; nous ferons
ressortir ses défauts, lorsque nous serons arrivés à
une époque plus rapprochée de nous. En outre,
Arétée n'a pas été conséquent à son principe; il lui
est souvent arrivé, de classer parmi les maladies
chroniques, des affections aiguës et *vice versa.* Il a
classé ainsi les maladies sous le rapport des causes, des
symptômes et du traitement. Ainsi, il divise ses matières en quatre catégories : 1° signes des maladies
aiguës; 2° signes des maladies chroniques; 3° cure des
maladies aiguës; 4° cure des maladies chroniques.

Hippocrate pensait avec raison, qu'il ne fallait pas
trop multiplier les classes et les espèces des maladies,
et il reproche formellement aux Cnidiens d'avoir
trop multiplié ces dernières; mais il y a loin de là à
adopter, comme Arétée, un principe qui ne permet
aucune subdivision, qui ne peut constituer une méthode.

Galien le premier, a voulu qu'on tînt compte des
dispositions anatomiques, il a cherché dans l'organisation une base invariable, pour établir une classification pathologique, c'est ainsi qu'il avait partagé les
maladies en trois classes principales. Nous savons, en
effet, que dans sa première classe, il comprend les
maladies des *systèmes.* Dans sa seconde, il range

celles des *organes*, et dans sa troisième, celles qui sont communes aux *systèmes et aux organes*, c'est à-dire, les maladies qui affectent l'économie tout entière (*de differ. morbor.*). Là se trouvaient pour l'avenir les élémens d'une bonne classification.

Non-seulement Galien a divisé ainsi les individua-lités morbides, en trois classes principales, il a encore fait ressortir dans des traités spéciaux, les caractères différentiels des *causes* et des *symptômes*. Nous l'avons déjà dit, c'est un fait très remarquable, que celui d'avoir pu, à une époque aussi reculée, fonder des divisions sur l'anatomie ou plutôt sur l'organisation, et surtout d'après une vue philoso-phique en anatomie. Ainsi, ce n'est pas en tant que les maladies attaquent les organes contenus dans telle ou telle cavité qu'il les considère, mais c'est à la ma-nière de Bichat, et cela à une époque où l'anatomie devait être fort peu connue encore. Voilà ce qu'on ne saurait trop admirer.

C'est dans le dernier siècle surtout, qu'on a tenté de nombreux essais en Nosologie. Sydenham et Gau-bius avaient fait ressortir toute l'importance d'une bonne classification en Pathologie; ils avaient prouvé que pour bien étudier les maladies, il faut trouver un lien qui les réunisse, qui les coordonne.

L'opinion de ces deux hommes n'a pas seule con-tribué à réveiller l'attention des savans, sur l'impor-tance des classifications. Les sciences naturelles, et en particulier la botanique, venaient de prendre un essor jusque-là inconnu; et elles devaient surtout leurs progrès à l'excellence de leurs méthodes de classifi-

cation ; de sorte que *scientifiquement* parlant , elles
avaient fait de grands pas , et que l'enseignement y
avait gagné immensément. Linnée , à l'aide de quelques caractères établis , comme on le sait , sur les
organes sexuels des plantes , avait trouvé une sorte
de clef, pour arriver avec facilité à l'individualité
végétale. Les esprits fascinés par des succès aussi
éclatans , ne pensèrent plus qu'à appliquer les mêmes
méthodes à la Pathologie , et l'on vit surgir tout-à-
coup des *genera morborum,* à l'instar des *genera
plantarum.* Les avantages qu'on croyait tirer de cette
application, étaient de deux sortes ; on pensait qu'il
suffirait de bien connaître les caractères distinctifs ,
pour démêler aussitôt à quelle classe , ordre, espèce,
ou à quelle variété appartiendrait une maladie donnée ;
en second lieu , à l'aide des *rapports* que les maladies
ainsi groupées feraient connaître ,. on croyait qu'il en
résulterait, comme corollaires , des *méthodes de traitement* plus rationnelles. Mais les novateurs étaient loin
de compte, et un pareil engouement amena des incon-
véniens graves que nous allons signaler.

Sauvages publia en 1731 son Traité des *Classes des
maladies.* Son grand ouvrage ne parut qu'en 1763.
Dans ce traité, il ramène à *quatre* méthodes principales , tous les essais que l'on avait tentés en nosologie.
Ces méthodes sont , 1° la méthode *temporaire*; 2° la
méthode *alphabétique;* 3° la méthode *symptomatique;*
4° la méthode *anatomique.*

La méthode *temporaire,* nommée aussi *chronolo-
gique,* consiste, comme nous l'avons dit , à diviser les
maladies d'après leur durée. Les Anciens s'en étaient

généralement servis, et avaient compris ainsi toutes les maladies dans *deux* séries : maladies *aiguës* et maladies *chroniques*. Cette méthode est inadmissible par plusieurs raisons. D'abord elle prête beaucoup à l'arbitraire; chacun sait que rien n'est contestable comme l'évaluation de la durée comparative de certaines maladies. En effet, la nature des tissus, les tempéramens divers, l'intensité des causes, et une foule d'autres circonstances particulières influent souvent sur la marche des symptômes, et sur leur durée. Ensuite, une fois cette division admise, où chercher des divisions secondaires? Enfin, partager un nombre aussi considérable de faits en deux séries seulement sans subdivisions aucunes, c'est assurément avoir bien peu fait pour soulager l'esprit.

Sauvages se charge lui-même de faire le procès à la méthode alphabétique. Ce n'est point, dit-il, une méthode; ranger ainsi les maladies, c'est faire un recueil ou une liste de notions condamnées à rester éternellement isolées. C'est ainsi que l'on procède, en effet, lorsqu'on veut faire un dictionnaire; il n'y a aucun classement, aucune distribution méthodique. Or, une science n'existe qu'autant que les faits et les principes dont elle se compose, sont rapprochés selon leurs analogies, exposés dans l'ordre de leurs rapports de dépendance, et c'est ce qu'on chercherait vainement dans un dictionnaire. Il y a plus, l'ordre alphabétique, disait Sauvages, rapproche les choses les plus disparates; dans une même page, on rencontre le mot *apoplexie*, à côté du mot *alopécie*. Ailleurs, la *paralysie* se trouve à côté du *panaris*, etc., etc. D'un

autre côté, ces mêmes dictionnaires séparent souvent
par un intervalle de plusieurs volumes les sujets que
la nature a destinés à se toucher, à s'éclairer mutuel-
lement. L'arrangement dont il est question oblige enfin la loi philosophique de la méthode, à plier et à
s'effacer complètement sous l'empire absolu de l'al-
phabet, qui disperse et qui éparpille en quelque sorte
les faits, ainsi qu'on l'a dit tout récemment (Dezei-
méris), tandis que la méthode aurait doublé les forces
de l'esprit en en réglant l'emploi.

Sauvages avait adopté la méthode *symptomatique;*
cela est vrai, il en a même abusé, mais non pas dans
le sens qu'on lui a attribué si gratuitement; il a bien
imité les botanistes, mais il n'a point entendu per-
sonifier les maladies, il n'a pas voulu en faire des êtres
abstraits pour considérer en eux une essence et des
propriétés isolées de l'organisation. Il faut, en effet,
distinguer dans le système de Sauvages la classification proprement dite de ce qu'il appelle sa méthode,
pour distinguer les maladies : dans le dessein d'imiter les botanistes, il compare les symptômes caracté-
ristiques des maladies au calice, à la corolle et aux
autres organes des plantes, mais il ne voit en cela
que des caractères; il est évident que c'est là une simple *comparaison,* ce grand pathologiste ne peut avoir
assimilé les maladies à des végétaux en ce sens qu'il
les considérerait comme des individus, comme des
êtres distincts.

Le premier défaut de la méthode symptomatique
ainsi comprise, est de trop multiplier les subdivisions.
En effet, Sauvages établit d'abord les dix grandes

classes suivantes : *Vices, fièvres, inflammations, spasmes, dyspnées, faiblesses, douleurs, démences, flux* et *cachexies* : ces dix classes sont ensuite subdivisées en 293 genres, lesquels contiennent 2,400 espèces. Tout cet échafaudage est établi sur l'histoire purement symptomatique des maladies. Puis sur un fait presque entièrement arbitraire ou du moins très contestable, savoir sur la préférence à accorder à tels ou tels symptômes, pour en faire le caractère *essentiel* de la classe, du genre et de l'espèce.

La méthode *anatomique* a paru défectueuse à Sauvages, et c'est pour cela qu'il a préféré la précédente. Mais il l'a rejetée, parce qu'il n'a pas vu que pour bien procéder en nosologie, il faut la combiner avec la méthode symptomatique, il faut tenir compte à-la-fois et de la localisation des maladies et de leur nature.

Sauvages trouve deux défauts à cette méthode, 1° elle est incommode, parce qu'elle suppose chez les élèves la connaissance de l'anatomie; mais c'est précisément en cela qu'elle nous paraît bonne, et cette condition, loin d'être un défaut, en démontre l'excellence; car ceci prouve que la Pathologie se classe naturellement après une autre science, celle de l'organisation humaine; sa base est scientifique, puisqu'elle repose sur de bonnes études préliminaires. Et puis, après tout, la Pathologie n'est pas faite pour les gens du monde.

2° Elle est incomplète, ajoute Sauvages, et pour le prouver, il dit : Que plusieurs maladies peuvent siéger dans le même organe, et qu'ainsi on ne pourrait

les distinguer ; cela est vrai, aussi ne faut-il en user
que pour base *première*, et sous-diviser ensuite en
raison des caractères pathologiques. Ce qui prouve
encore que l'Anatomie et la Pathologie sont intimement
liées l'une à l'autre. Que pour bien connaître une maladie, il faut non-seulement tenir compte des caractères généraux, mais encore des différences amenées
dans sa nature par les conditions organiques.

A cette occasion, Sauvages signale avec raison certains abus que l'on avait faits de la méthode anatomique. Ainsi, dit-il, Johnson va jusqu'à nier que l'apoplexie, la manie, la rage, soient des maladies ; d'un
autre côté, ce même auteur admet comme maladies
de simples altérations matérielles qui n'amènent aucun
trouble dans la santé, comme des taches de rousseur
à la peau, des verrues, des lentilles, etc. Pourquoi
Johnson est-il tombé dans une erreur aussi grossière?
vous le devinez aisément, c'est parce qu'il a voulu
rester *exclusivement* anatomiste.

La classification de Cullen est beaucoup plus simple
que celles proposées par Sauvages, Linné (Linné
avait fait aussi un *genera morborum*) Vogel et Sagar,
elle est en quelque sorte l'ébauche de celle de Pinel.
Cullen, frappé des abus des subdivisions, a cherché
à comprendre toutes les maladies en quatre grandes
classes, sous-divisées elles-mêmes chacune en six ou
sept ordres, au plus. Sa première classe comprenait
les *pyrexies* ou maladies fébriles ; elle renfermait en
outre les maladies qui, éventuellement, peuvent le
devenir, comme les inflammations diverses, les hémor--
ragies, les exanthèmes, etc., etc. La deuxième classe

comprenait les maladies nerveuses ; la troisième, les cachexies ; par ce mot il entendait sans doute les lésions organiques. Quant à la quatrième classe, elle est moins régulière : outre les affections qui ne se rangent pas dans les précédentes, elle contient la plupart des maladies chirurgicales, et Bosquillon, le commentateur de Cullen, avoue que ce pathologiste n'avait ajouté cette classe que pour *mémoire* en quelque sorte, et parce qu'il tenait à prouver qu'il n'avait rien voulu oublier dans sa Pathologie, puisqu'il y comprenait jusqu'aux maladies chirurgicales.

Cette classification est beaucoup plus simple que celle de Sauvages ; on n'a plus la prétention de faire retrouver une maladie dans un cadre nosologique à l'aspect d'un ou de deux symptômes, comme s'il s'agissait de trouver une plante dans un herbier.

Nous arrivons à une classification qui a fait beaucoup de bruit dans son temps, ce qui méritait de fixer l'attention, car elle était véritablement en progrès. Nous voulons parler de celle de Pinel. Toutefois, certains principes de ce nosographe, comme on va le voir, ne sont plus à la hauteur de la science. Sa méthode est établie sur une mauvaise base ; du reste, elle avait le mérite de mettre sur la voie d'une bonne classification. Pinel reconnaît, comme Cullen, l'abus des subdivisions en espèces trop nombreuses, et les conséquences de cet abus ; cependant il cherche encore à imiter les naturalistes, il le dit dans sa préface, parce qu'ils sont plus exacts, et cet homme remarquable a eu le travers de substituer à ce problème si naturel : une maladie étant donnée, en trouver le remède ; cette au-

tre proposition assez étrange : Une maladie étant donnée, trouver sa place dans un cadre nosologique.
Revenons à sa classification ; Pinel réduit ses classes
à cinq, 1° les pyrexies, 2° les phlegmasies, 3° les
hémorragies, 4° les névroses (cette classe est cal-
quée sur celle de Cullen); 5° les lésions organiques,
dénomination vague qui paraît répondre aux cachexies de Cullen.

Pinel est en progrès, d'abord parce qu'il a séparé
les fièvres des inflammations ou maladies qui ne sont
qu'accidentellement fébriles; ses distinctions pathologiques : inflammations, hémorragies, névroses, de-
vront nécessairement rester dans tout cadre nosologique, soit à titre de divisions principales, soit à titre
de divisions secondaires; c'était ensuite un trait de
génie d'avoir groupé les inflammations des membranes, leurs hémorragies, etc. Loin d'avoir fondé
la médecine sur les symptômes, comme le lui repro-
chait tout récemment un orateur peu au fait de ces
questions, il a fait sentir avec raison l'importance des
études anatomiques comme études préalables. C'est
Bordeu, dit-il, dans l'une de ses préfaces, qui lui
avait inspiré ses idées, et il s'applaudit à son tour
d'avoir inspiré à l'immortel Bichat ses belles idées
sur les caractères anatomiques des membranes. Cependant, et nous l'avons fait tout-à-l'heure entrevoir,
il y a bien des défauts dans sa classification. Qu'est-ce
qu'une classe de lésions organiques qui ne comprend
ni les inflammations aiguës, ni les inflammations chroniques ? Ses six ordres de fièvres ne sont-ils pas tous
également contestables ? et l'apoplexie classée dans

les névroses ? Ajoutons enfin qu'elle laisse en dehors toutes les affections chirurgicales.

La classification plus récente de MM. Roche et Sanson est une des plus défectueuses qu'on ait pu proposer; ces auteurs ont eu la prétention de prendre pour base de classification la nature des maladies, mais d'abord il aurait fallu qu'ils voulussent bien donner une définition de cette nature. On ne sait en effet quelle acception ils ont entendu lui donner, puisque d'un côté on leur voit établir des classes de maladies sous le titre d'obstructions, de lésions de continuité, et de l'autre, des irritations et des subirritations. Mais il y a bien d'autres défauts à signaler dans cette malencontreuse classification, s'il est vrai que dans tout arrangement scientifique il faut grouper les faits analogues et séparer les faits dissemblables. Ici, nous voyons qu'on a pris à tâche de renverser cet ordre éminemment logique. Prenez la classe des *obstructions* dans laquelle vous trouverez l'ordre des *rétrécissemens;* eh bien ! vous verrez placés ensemble le rétrécissement du conduit de Warton, c'est à-dire la grenouillette, avec les altérations des valvules du cœur; vous trouverez l'occlusion de la pupille, tout près du rétrécissement du prépuce.

D'un autre côté, vous trouverez dans la première classe l'inflammation aiguë de l'urètre, et à l'autre extrémité du cadre, c'est-à-dire dans la dixième classe, le rétrécissement de ce canal. Enfin, nous dirons pour terminer, qu'une maladie étant donnée, nous portons le défi à qui que ce soit, même à ceux qui auront fait une longue étude de cette classification, de déterminer à quelle section, à quelle classe elle appartient, à moins de recourir à la Table des Matières.

Sans entrer, pour le moment, dans tous les détails de la classification qui nous paraît la plus satifaisante, dans l'état actuel de nos connaissances ; nous rappellerons en peu de mots l'*esprit* de cette classification. Vous la connaissez déjà, puisqu'elle repose sur les fondemens des divisions admises par nous en Pathologie générale : 1° Etablir le cadre primitif sur l'organisation ; 2° Tenir compte dans les subdivisions des caractères pathologiques, c'est-à-dire, des groupes naturels des maladies.

Certaines maladies, disait Galien, sont communes aux systèmes et aux organes, ce sont les affections *totius substantiæ* de Fernel. Il y a là une première classe de maladies pour la Pathologie spéciale comme pour la Pathologie générale.

Certaines lésions peuvent n'intéresser que les systèmes ou les organes. Dans le premier cas, il y a de nombreux caractères communs à exposer en Pathologie générale, nous l'avons déjà dit. Dans le second, il y a presque toutes les maladies qui sont du domaine de la Pathologie spéciale. Quant à leur classement, nous ne saurions trop vous le répéter, il est tout fait dans la nature, c'est celui des organes naturellement groupés en *appareils*.

Une fois ces premières bases jetées, il ne faut plus considérer que les caractères pathologiques pour sous-diviser les classes dont le titre est anatomique. C'est ainsi que par une heureuse combinaison on réunira toute l'exactitude, toute la rigueur des travaux anatomiques aux tableaux animés des descriptions pathologiques.

Pour vous faire mieux concevoir ces principes, choisissons quelques exemples : Avez-vous à examiner les maladies propres aux membranes muqueuses ? toutes vos divisions seront pathologiques ; vous aurez le groupe des inflammations sous-divisé en plusieurs ordres, le groupe des hémorragies, celui des dégénérescences organiques, les lésions traumatiques, etc.

Sans doute, Messieurs, et nous ne voulons pas vous le dissimuler, le premier principe de classification, c'est-à-dire, le principe anatomique oblige à dissocier quelques faits analogues, mais après tout, même dans ces analogies, il y a bien des différences. Certaines inflammations se trouvent séparées, mais en quoi l'inflammation du tissu osseux, par exemple, ressemble-t-elle à l'inflammation d'une membrane séreuse ?

Cette classification a des avantages incontestables : vous en serez convaincus dès que vous en verrez faire l'application. Je me borne pour le moment à vous citer les principes suivans : 1° Elle fait passer du général au particulier ; 2° elle s'applique à la Pathologie générale comme à la Pathologie spéciale ; à la Pathologie dite médicale, comme à la Pathologie dite chirurgicale.

Maintenant nous allons entreprendre une nouvelle étude, celle qu'on désigne sous le nom d'*Etiologie*.

Commençons d'abord par établir une distinction entre ce qu'on a appelé la *Pathogénie* ou *Pathogénésie* et l'*Étiologie*.

Celle-ci fait connaître les causes des maladies et leur mode d'action sur l'économie. Mais pour ce qui est du mode suivant lequel se développent, se forment, s'établissent les maladies, c'est l'objet de la Pathogénie : en conséquence, nous remettrons l'examen de cette dernière question après l'Étiologie.

C'est donc à tort qu'on a quelquefois confondu la Pathogénie avec l'Étiologie. Sous ce dernier chef on examine d'abord les causes en elles-mêmes, soit qu'elles existent au dehors, soit qu'elles se trouvent au-dedans même de l'individu; puis on examine comment ces causes impressionnent l'économie, mais on ne va pas plus loin; aller au-delà, ce n'est plus s'occuper des causes. Combien n'en est-il pas qui cessent immédiatement d'agir, et cependant des séries de phénomènes continuent à se développer. Mais alors se présente une nouvelle branche d'étude, c'est la Pathogénie, c'est elle qui cherche à *pénétrer* comment les maladies se développent en nous.

De même, qu'il y a une Pathologie générale et une Pathologie spéciale, nous aurons une Étiologie générale et une Étiologie spéciale : celle-ci s'applique à une maladie donnée, elle en fait connaître les causes.

L'Étiologie *générale* ne l'est pas toujours à un même degré. Tantôt elle embrasse les causes communes à *toutes* les maladies, tantôt elle se borne à exposer les causes communes seulement à une classe, à un ordre, à un groupe enfin de maladies.

Ainsi l'Étiologie *spéciale* reste toujours *la même.* Mais l'Étiologie générale l'est *plus* ou *moins.* Plus elle

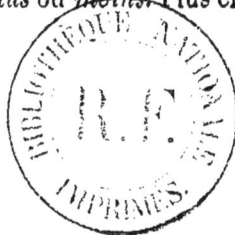

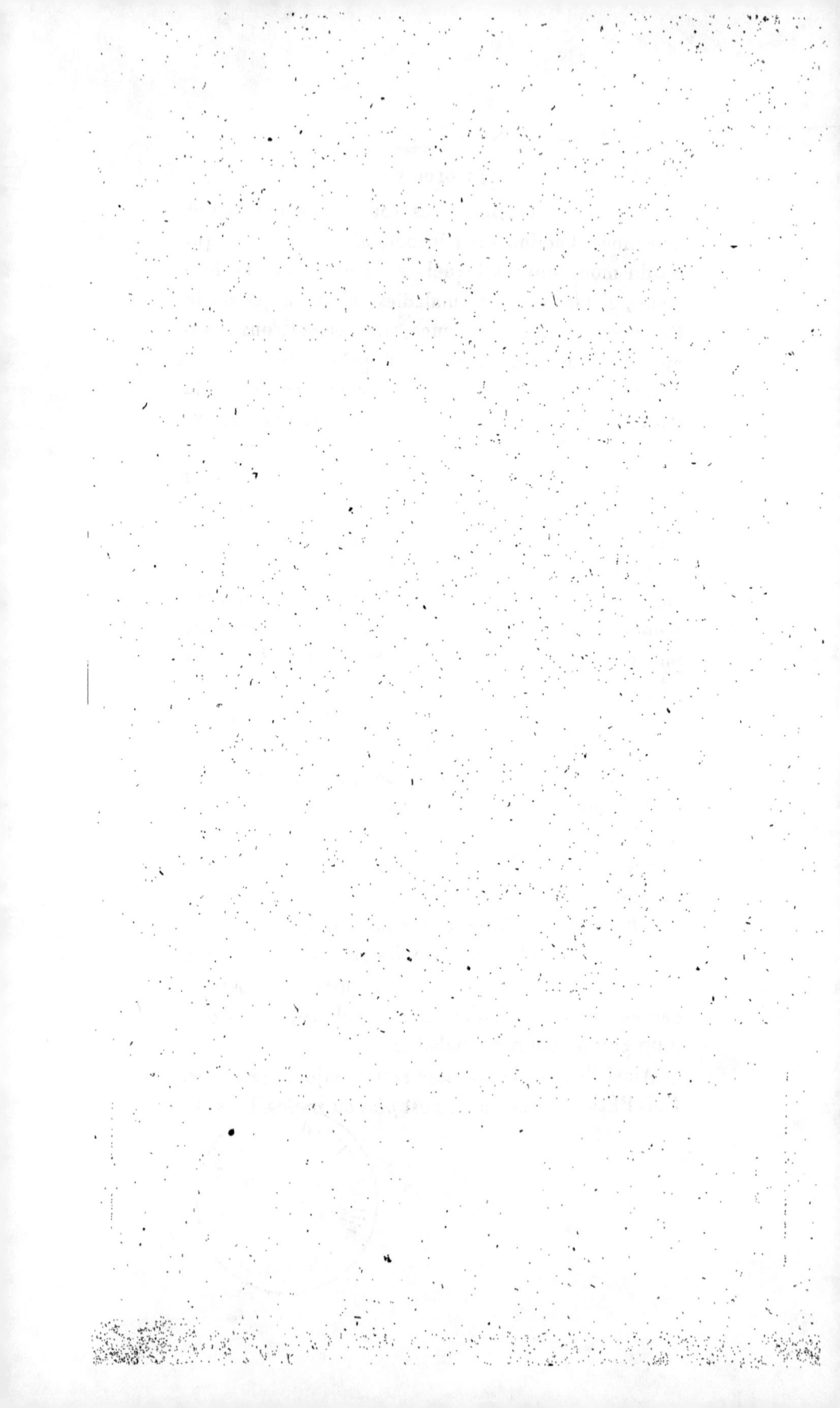

DICTIONNAIRE DES ÉTUDES MÉDICALES PRATIQUES.

CONDITIONS DE LA SOUSCRIPTION :

Le DICTIONNAIRE DES ÉTUDES MÉDICALES PRATIQUES, composé de 8 volumes grand in-8°, imprimé en caractères neufs, sera publié en trente-deux livraisons de dix feuilles chaque. — Toutes celles qui dépasseraient ce nombre, seront délivrées *gratis* aux souscripteurs.

IL PARAÎT CHAQUE MOIS UNE LIVRAISON.

Le prix de chaque Livraison est de 2 fr.

ET 2 FR. 50 C. PAR LA POSTE.

TRAITÉ DES ÉTUDES MÉDICALES,

OU

MANIÈRE D'ÉTUDIER ET D'ENSEIGNER LA MÉDECINE,

Par Fr. DUBOIS (d'Amiens),

PROFESSEUR AGRÉGÉ DE LA FACULTÉ DE MÉDECINE DE PARIS,
MEMBRE DE L'ACADÉMIE DE MÉDECINE, ETC., ETC.

SOUS PRESSE :

COURS D'ÉTUDES ANATOMIQUES,

PAR PH. RIGAUD,

Prosecteur de la Faculté de Médecine de Paris, Chirurgien du Bureau central.

GALERIE MÉDICALE DU 19e SIÈCLE,

NOTICES SUR LA VIE, LES OUVRAGES, LES TRAVAUX DES PRINCIPAUX
MÉDECINS ET CHIRURGIENS DE LA FRANCE ET DE L'ÉTRANGER.

Chaque livraison (grand in-8°) sera composée d'une feuille ou deux de texte,
et d'un magnifique portrait.

Imp. de Michel FOSSONE, avenue de Saint-Cloud, 3, à Versailles, et rue des Poitevins, 2, à Paris.

www.ingramcontent.com/pod-product-compliance
Lightning Source LLC
Chambersburg PA
CBHW070856210326
41521CB00010B/1963